U0229497

优质调理

怎样将身体与心灵调整到最佳状态

Kulreet Chaudhary

[美]库瑞特·乔杜里——著

石雨晴——译

The
Prime

Prepare and Repair Your Body for Spontaneous Weight Loss

山西出版传媒集团　山西人民出版社

Om Namo Narayani

Om Namo Narayani，是一句古老的梵文唱诵，也是最简单的终极唱诵，发音为"唵南（nā）无（mó）纳拉亚尼"，可理解为"我臣服于神"或"我向神致敬"。在印度文化中，Narayani 是三位女神——丰盛女神（Lakshmi）、智慧女神（Saraswati）和力量女神（Durga）——的合体。这一唱诵被认为同时有益于身体和心灵，具有强烈的疗愈作用。

你所食之物决定你的思维。
食物如何，思维便如何。

——阿育吠陀谚语

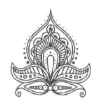

关于作者

库瑞特·乔杜里博士是同时精通现代神经学与阿育吠陀医学等古老健康科学的专家。她热衷于让人们意识到当代医学范式有必要发生转变，这种转变将以赋权给患者，并建立以健康（而非疾病）为核心的医疗体系为重点。乔杜里博士是《奥兹医生秀》（*The Dr. Oz Show*）的常客，她在节目中分享的阿育吠陀医学知识受到了全美国观众的赞许。

乔杜里博士曾担任斯克利普斯纪念医院（Scripps Memorial Hospital）泉源健康中心（Wellspring Health）主任十年之久，至今仍是综合医学领域的先锋。她成功研发了一个强大的系统，将饮食、行为、压力的根本性改变与标准的对抗治疗手段相融合，能够有效控制慢性的神经系统疾病，比如多发性硬化症、帕金森病和偏头痛。这一项目非常成功，许多患者不仅利用该系统治疗神经系统疾病，还用它来应对更广泛的健康问题，比如体重问题和慢性疾病。

乔杜里博士是新实践公司（New Practices, Inc.）的现任首席医疗官，正在改良康复中心所用的对抗治疗手段，结合以同情心为基础的健康指导、冥想及综合医学方法来帮助患者对抗阿尔茨海默病、糖尿病、肥胖症、冠心病、抑郁症等诸多慢性病。她还监督着目前进行中的对通过干预生活方式来管理和治愈慢性病的研究。乔杜里博士正在创造一种新的医疗保健模式，该模式的基础是，在充满同情心的环境中，将有益健康和个人转变的原则传授给患者，让他们以最能够激发自身治愈力与活力的方式生活。

库瑞特·乔杜里博士也是一名神经科学家。她参与过二十多项临床研究，涉及多发性硬化症、阿尔茨海默病、帕金森病、肌萎缩侧索硬化症和糖尿病周围神经病变领域。她在糖尿病周围神经病变的干细胞疗法与肌萎缩侧索硬化症的治疗药物开发方面都有开拓性的研究成果。

致读者

本书资料仅供参考，无意取代你私人医生的建议与治疗。书中疗法与所有新的饮食法及健身养生法一样，应先咨询医生，确定适合你的个人情况后再使用。年龄、性别、健康状况、药物治疗要求及整体饮食情况的个体差异决定了人们营养需求的不同。**该疗法尤其不适用于孕妇及哺乳期妇女**。请注意，因使用或践行书中内容而产生的任何负面影响，作者及出版方概不负责。

目　录

第一部分　**逆向设计我们的饮食方式**

引　言　一名神经科医生的成长 /3

第一章　你的顺序反了 /24

第二章　非比寻常的排毒法 /43

第二部分　**普莱科学**

第三章　神经适应、食物成瘾与你的大脑 /61

第四章　重要的不是你吃了什么，而是你消化了什么 /80

第五章　脑漏：认识肠脑关联 /102

第三部分　**普莱疗法**

第六章　四大阶段 /123

　　第一阶段　激活生物化学转变 /131

　　第二阶段　粉碎嗜食欲望（无需意志力！）/148

　　第三阶段　激活能量，燃烧脂肪 /166

　　第四阶段　用生物手段改变你的生活习惯 /180

第七章　后普莱生活 /193

第四部分　**普莱疗法的进阶秘诀**

第八章　古识今用 /203

第九章　了解自己的体质类型——要吃对 /238

第十章　更多有益终身的阿育吠陀智慧 /270

注释 /288

资源 /300

致谢 /301

食材翻译对照表 /302

第一部分

逆向设计我们的饮食方式

引言

一名神经科医生的成长

　　我的祖父曾是一个大型社区的医生，该社区位于印度卢迪亚纳（Ludhiana）附近的一个小镇。我深爱他，崇拜他，很小时我便知道，自己将会成为一名像他一样的医生。在前不久的一次采访后，我突然发现了一个惊人的真相：我现在的行医方式与祖父的十分相似。但并非一直如此。

　　20世纪70年代的印度和如今的美国，生活大不相同。作为小镇医生，我祖父认为自己是社区健康的监督者，兢兢业业。他与该社区的居民间形成了一种合作关系。坐诊时，他与病人常常不是第一次见面，对患者的诊断也不是孤立的，他通常对患者的病史或生活有所了解。大多数情况下，他也在照顾该患者的父母、祖父母和子女。他了解他们的生活方式。他在社区间建立了充满关爱的纽带，该纽带的存在，让他多年来影响着患者整个家庭的健康。他提供的不仅仅是服务，也是一段充满治愈力的关系。

　　在我年幼时，祖父将我视为掌上明珠。我是他的第一个孙辈，我非常喜欢他。四岁之前，白天都是他照看我，工作时也常常带着我。我脑海中现在仍能清晰浮现出祖父在自家小诊所照顾看诊病人的画面，其中总是充满了爱与支持。他对患者的健康十分上心，但他们并不总是按照他所说的去做，因此，该严厉时他也很严厉。不过，这份严厉也往往出于爱。有的患者会支付诊疗费，有的患者付不起，但这从来不是他为他们提供治疗的阻碍。这一点对我医疗服务观念的影响，比我迄今在医学院的任何所学都要大。

不过，我们后来搬到了美国，我不得不离开祖父，离开我的大家庭，离开养育我的社区，这让我伤心不已，但我的父母却因新国度将会给我们带来的机会而兴奋不已。他们想要实现美国梦，他们认为前方有更美好的生活在等候。印度人想象中的美国是闪闪发光、激动人心、充满机遇的，但我仍然记得那无根浮萍般的感觉。

不过，我的父母迫切地想要适应美国。他们带着我和妹妹越洋而来，在加利福尼亚州南部开始了新生活。我母亲是物理治疗师，父亲是电气工程师。尽管父母放弃了一些习俗（在印度，我们是个不分彼此的大家庭，有父母、祖父母、叔叔、姑姑等，如今我们生活在两个不同的大陆），但我们践行的依然是阿育吠陀医学（Ayurvedic medicine）。这于我们并不是什么大事。它只是我们生活方式的一部分。尽管我的祖父接受过西方医学训练，但我们的文化是将"生活方式医学"（lifestyle medicine）与西方疗法完全融合。除非是病到必须使用药物治疗的情况，我们的医生一般不会开药，会先这么说："嘿，你的这些生活方式必须改一改。"这样做的目的是不让他们依赖药物，但美国的现状似乎正是如此。刚到美国时，我们依然按原有的方式生活，包括饮食习惯。

当然，我们也吃了一些从未品尝过的美国食物，但我们的基本饮食仍然以印度料理为主。我们日常烹饪用到的香料如今都被视为阿育吠陀医学的组成部分，但它们不过与姜黄、孜然、芫荽、茴香、生姜，以及油甘果泡菜一样，是我们每天做菜的原料罢了。[1] 我给患者"开"的一些药在我过去的认知中就是餐桌上的泡菜，因此，我有时还是会觉得别扭。过去在吃这些食物时，我并不知道它们正在帮我们对抗糖尿病、癌症和肥胖。

我们应对轻微健康问题的方法也是阿育吠陀自然疗法（Ayurvedic in nature），只是当时我并不知道它叫这个名字。举个例子，如果我耳朵感染，父母就会给我用大蒜油，就是浸泡蒜瓣的芝麻油。如果家里有人患上了支气管炎，父母就会给他用姜黄和蜂蜜的混合物。这些都是首选，在此之前是不会考虑使用抗生素的。我们的家庭治疗方法十分有效，因此，我从小到大都没怎么用过抗生素。

在三餐的分配上，我们也践行阿育吠陀治疗理念。我们的午餐分量很大，但晚餐分量很少，而且我们通常都会在日落前用餐完毕。这些只是我们文化的一部分，也是我们的生活习惯。

我确实有留意到美国食物与印度食物之间的一些明显区别。令我最难以接受的美国食物之一是牛奶。在印度，产奶的牛就像我们的家庭成员，会得到温柔的对待，牛奶的味道与美国牛奶截然不同。印度牛奶是甜的。在印度时，我很喜欢喝牛奶、吃黄油，但这里的都有点苦，我就不那么喜欢了。我花了很长时间才习惯这里的牛奶味道。我不知道这是否与奶牛所吃的食物或所受到的对待有关，但我清楚一点，在印度，奶牛是自愿产奶（也就是说，它们不是专门蓄养来产奶的；只有在它们生育时，我们才有牛奶喝）。再者，人与动物之间的关系是友善的、

---

[1] 本书涉及的食物、香料、草药等的原文，可参考书后的"食材翻译对照表"。——编者注

富于慈悲的。我是感受着这些长大的，一直体验着与食物本身之间平和且自然的关系。

不过，我们几乎从来不吃甜点。生日时可能会吃一些蛋糕，但除此之外，水果是我所知的唯一甜点。我们十分爱吃水果，我还记得，父亲过去常常会带满箱的芒果回家。那就是我们的甜点。我记得七八岁时，长辈允许我们每周吃一个糖果。我们通常都是在周五得到一根糖果棒，很小，长得就像你在万圣节得到的糖果一样。（长辈也允许我们每周五看 30 分钟的电视——哇哦！）我们喜欢糖果，但并不嗜食糖果，因为它就像是千载难逢的偶遇。美国的小孩可能常常会期待每天都能有糖果吃，但我们小时候并没有这样的期待。

我现在对糖的渴望也没有多强烈，我想可能是因为我从未形成对糖的神经适应（neuroadaptation）。稍后我会再详谈这一问题。糖会刺激多巴胺释放，令人产生愉悦感，人会在精神上将这种愉悦感与糖联系起来，增强对糖的欲望。年幼时有此经历，会给你留下格外深刻的心理印象和生物化学印象。成年后，这二者都会成为需要战胜的巨大挑战。不过，在本书的帮助下，战胜它们就能容易很多。

我在九岁时还学到了一件事，那就是阿育吠陀医学的基础之一：冥想。在举家搬到这里时，我们失去了家族和社区的支持，这给我们造成了严重的不良影响。同样是养育两个孩子，以前家里有另外八个成年人帮忙，现在就基本只剩母亲一个人了。后来，她的甲状腺出了问题，患上了桥本氏甲状腺炎（Hashimoto's thyroiditis），内分泌科医生告诉她，该病与她所承受的压力有关。尽管这名医生自己并非冥想者，但他给我母亲推荐了超觉冥想（Transcendental Meditation，TM）。她欣然接受了这个建议。六个月后，她的病痊愈了，甲状腺功能彻底恢复正常。她认为，冥想既然能够令她的甲状腺恢复正常，也一定对孩子们大有益处。

她给我们找了个冥想老师，我仍然记得，每次去这位老师那里上课，总能感受到爱，那是我至今依然非常喜欢的人。自此，我们姐妹也开始了冥想，这让我能在那么小的年纪，就找到从日常压力中恢复过来的极其有效的方法。（对此，在神经适应一章，我会再详述，不过，压力会严重影响我们对食物的消化吸收能力，以及食物所引发的神经化学变化在我们体内留下烙印的深浅。我相信，除了饮食方式，冥想练习是帮助我成为今天这个自己的最大功臣。）得益于冥想，无论周遭的环境多么压力重重，我都知道该如何找回自己。这是我十分感激冥想为我身心带来益处的原因。

不过，尽管有此基础，我还是逃不过美国饮食方式的影响，当时我还是青少年，会受此影响似乎也在意料之中。我还记得自己第一次吃玉米热狗的经历。我那时13岁，吃了之后出现了严重的胃痛、恶心和神志不清的怪异感。不过，此后，我开始经常吃这些加工食品，而这只是因为我的朋友们都在这样做。我当时并没有将自己的胃部不适与这些食物有意识地联系起来，因为，我当时就是个青少年啊！放学回家的路上，我的所有朋友都去快餐店，为了融入他们，当然是他们做什么，我就想做什么。我现在才发现，自己当时经常生病并非巧合。

整个中学阶段，我都会饭后胀气、疲倦。大学时，我被查出患有肠易激综合征（irritable bowel syndrome，IBS），医生给我开了百忧解[1]，说我的病因可能是压力。我知道不是压力，我也知道

---

[1] 百忧解，即盐酸氟西汀，一种抗抑郁药物。——如无特殊说明，本书页下注均为译者注

不是抑郁，因此，我从来没有用那张处方配过药。医生从未提到我的饮食习惯。大学期间，我胖了 10 磅（约合 4.5 公斤），尽管我仍然很苗条，但这个变化令我措手不及且感觉不适，这又碰巧是在我天天吃大学惯有食物的时候。

随后，我开始学医，一切却变得更糟了。此时的我开始真正失去父母帮我奠定的健康基础。这种状况是多种因素共同造成的，上过医学院的人都非常清楚。第一，长时间的学习和工作让我很难留出照顾自己的时间。我根本没有时间自己做饭，睡觉就更不用说了。能偶尔有时间洗个澡我就很高兴了！我还在坚持冥想，但就连这个也是断断续续的，很不规律。第二，在进入医学领域时，我熟知古人的智慧，特别是患病与你所吃的食物、你的消化方式直接相关这一理念，而我在医学院所学的一切都是对该观念的摒弃。我在医学院学到的是，消化能力不会令你生病，你生病的原因是微生物进入了你的身体系统。起初，我经常提问，经常分享我成长过程中所学到的知识，但我所说的一切总是一而再、再而三地被弃若敝屣，或被批评为过时或落后。渐渐地，我放弃了古人的智慧，开始支持我当时以为的对人体及其工作原理更加高级的理解。

20 岁时，我的体重仍然只有 115 磅（约合 52 公斤）——对身高 5 英尺 8 英寸（约合 1.73 米）的人来说是相当瘦了——但我觉得并不舒服。之后，在我骨瘦如柴的身体上，体重开始以我几乎无法察觉的速度缓慢攀升。我仍清楚记得当时的感觉，身体变沉，精力下降，思维不够清晰。我一直都很擅长整合复杂的思绪，但我渐渐意识到自己的这一能力在丧失。我每次吃完饭都会犯困。如果那时你问我，我的消化能力是否出了问题，我会说没有，一点毛病都没有。我错了，但当时的我毫不知情。直到我开始出现严重的偏头痛，我才知道是哪里不对了。

待我结束神经科住院医生实习，开始自己执业后，生活完全没有变得更轻松些。像我这种情况，通常会受雇于某个医生，但我是直接接替了一个医生的岗位，因此，我从一开始就是每天15个小时的工作强度。健康被我放在了次要的位置，我完全没有时间去关注它，因此，我也努力忽视自己的头痛。不过，头痛日益加剧，体重也一直悄悄攀升。那时，我并没有关注自己的体重，但头痛令我日益虚弱。我不得不用上处方药，那是我第一次用处方药，在此之前，除了小时候零星用过抗生素外，我只使用过家庭疗法和偶尔购买的非处方药。

这段经历启发了我。作为神经科医生，虽然没有直接使用处方药的经验，但我熟悉外面卖的所有处方药。没有想到，那些东西竟然可怕极了！我真不敢相信，它们会给我带来简直无法忍受的副作用。这就是我要让自己的患者服用的东西吗？我第一次意识到自己让他们多么难受。我研究了副作用清单：体重增加、面部毛发增多、记忆力问题、震颤、恶心、腹泻等。光前面两个就足以令我不安：体重增加和面部毛发增多！如果某种药物令你变胖了，就表示它正在增加你体内的毒素。身体应对毒素增加的方法之一就是将它们藏／隔离到脂肪细胞中，保护其他器官不受伤害。我突然发现，我的长裤虽然还穿得下，但很紧，很不舒服。我开始服用唯一一种不会令人长胖的偏头痛药——妥泰（Topamax）。我终于知道自己的患者为什么总管它叫"蠢泰"（Dope-amax）[1]

---

[1] 英文中的"Dope"一词有"傻瓜、蠢蛋"的意思。

了。这个药令我思维混沌。我原本一直是班里的第一名，服了药后却连最基本的事情都记不住了，不得不制订待办清单来提醒自己。遇到病情复杂的患者，我不得不请他们一遍遍重复病情描述，这是令人难以接受的。我有生以来第一次觉得自己是个蠢蛋。

我开始不安，开始恐惧。我当时才三十出头，这可不该是个需要抱怨记忆力问题的年纪。那时我才理解，为什么一些三十多岁的患者都在抱怨着同一件事——无法集中精神或记不住事，甚至出现了痴呆症的一些症状。

我为治头痛而服用的这种药物还令我出现了严重的脖子疼。我进退两难，感觉自己面前只有两个选择：要么忍耐头痛愈演愈烈之苦，要么在遭受脖子疼日益加剧之苦的同时，还要放弃天生的敏捷思维。我不知道哪种选择更糟，只是感觉上，头痛的危害可能会小些。

过去，看到患者，我脑子里想的（甚或说出口的）是，"忍着吧。你病了，必须吃药"。但当你自己成了患者，去了听诊器的另一端，且不确定是自己的病情更糟还是自己的药物更糟时，你才会意识到，我们一直以来的行医方式出了问题。

最后，我将自己的处境告诉了母亲。我说，我有很严重的头痛，但所用药物的副作用都令我难以接受。它们让我头脑昏沉，疲惫不堪，甚至连正常行医都做不到。我问她该怎么办。她无疑很清楚我该怎么做。当时，有一群阿育吠陀医师常常往返于印度和美国，她帮我联系到了其中一人。

在我小时候，她曾带我到阿育吠陀医师那里去过几次〔事实上，我当时是在美国接受帕奇卡玛疗法（panchakarma）的人中最年幼的一个，这是一种传统的阿育吠陀养生疗法〕。他们也偶尔为我开出一些小药方，但因为过去的我从不生病，所以他们的建议并没有在我的生活中留下多深的印记。

这是我第一次真正带着病去看阿育吠陀医师。我见到了那位医师，他穿着"多蒂"裹裙（dhoti），这是印度南部男子的传统着装，一块金色与橙色镶边的白布，裹在下半身，像女子的长裙一样。我记得当时脑海中想的是，"好家伙，这都是什么鬼"。上了医学院之后，再看见这样的装束，真是诡异极了。我能忍住不翻白眼已经很不容易了。尽管我也是印度人，并在印度父母的熏陶下长大，但医学院的训练让我对他们这种行医方式产生了强烈的不信任感，并有一定程度的悲观。我若不是痛苦难耐、绝望至极，我若不是实在无法忍受药物的副作用，我也不会选择来看阿育吠陀医师。

他在让我坐下后做的第一件事就是询问我的消化状况。我很吃惊。我的问题是头痛，而他对此甚至没有丝毫过问。我的第一反应是，这家伙完全不知道自己在做什么。我的消化系统没有任何毛病，他的关注点显然是错的。下一步，他给我做了个快速的阿育吠陀体检，看了看我的舌头和指甲，摸了摸我的脉。然后，他用浓重的南印度口音说出了诊断结果：

"你病得很重。"

"不，我没有。"我说，"我只是头痛。"我觉得自己可能需要提醒他一下。

"不。"他说，"你的消化功能非常糟糕，这是万病之源。你现在能感觉到的可能是头痛，但接下来还会出现许多毛病。"

他在说我未来患病的可能性，但那口气就像我已经多病缠身一样。在他看来，我已经出现了这一疾病过程的初期症状，后面那些都是必然了。而那个初期症状就是消化功能紊乱。百试百灵。

"你会胃胀吗？"他问。

"会。"我说，"但我周围所有人都会啊。有什么大不了的。"

"进食后会感到疲惫吗？"

"会，但不是所有人都这样吗？"

最后，真正聊到我头痛问题的时间只有几分钟。他很肯定地告诉我，我是寄生虫感染。我很吃惊。不仅因为我从未考虑过自己的头痛可能与消化功能有关，也因为我断然想不到自己的病可能是寄生虫引起的。一切果如他所言，我随后被确诊为贾第鞭毛虫感染，很可能是我19岁去非洲时感染的。这是一种轻度感染，所以才会这么多年一直没被检查出来。这位阿育吠陀医师告诉我，寄生虫感染并非我的唯一病因，我在学医期间所养成的糟糕的生活习惯和对从小养成的好习惯的丢弃都在加剧我的病情。

他给我开了几种简单的草药，其中就有三果宝，我记得它的其中一种原料是我儿时所吃的一种腌制浆果。他还给了我一些基础的饮食建议。我发现他的处方很容易遵循，照做又能有什么损失呢？短短三个月，我的偏头痛就痊愈了。

阿育吠陀医学简史

阿育吠陀（Ayurveda）的意思是"关于生活的知识"，它是世界上最古老的医疗体系。我们并不知道阿育吠陀医学的准确起源，但传说中，它起源于五千多年前的古印度，由梵天（印度教主神之一）所创，经圣人家族传给人类，这些圣人也会利用自己在深度冥想中获得的领悟不断对其加以发展和完善。这些圣人不仅仅是神的使者，也是医生。阿育吠陀是个完整的医疗体系，覆盖了身体健康与精神性管理的方方面面，可用以延年益寿、治愈疾病、实施手术、身体排毒、解决道德困境和促进精神发展等。

阿育吠陀的行医方式最初是口口相传，后来才有文字记载，最早见于《吠陀经》（Vedas），它包括了印度教最古老的四大宗教文本（它们也是世界上最古老的宗教文本之一，很可能成书于公元前1500年至公元前1000年间）。起初，阿育吠陀药学和阿育吠陀手术是两个不同的体系，后来融为一体，相关例证可见三部主要的阿育吠陀医学经典：《遮罗迦集》（Charak Samhita）、《妙闻集》（Sushrut Samhita）和《八支心要集》（Ashtanga Hridaya Samhita）。三者很可能都成书于1200年前，涵盖了生理学、解剖学、各类疾病的病因与症状、疾病诊断、疾病治疗（包括草药治疗和手术治疗）、药方、疾病预防和如何延年益寿。分支包括内科、耳鼻喉科、毒理学、儿科、外科手术、精神病学、性与生育治疗、回春术。阿育吠陀医学有着惊人的完整体系。

今天的我们该如何看待它呢？阿育吠陀医学是否源自神明？对此，我们显然无法证实，也无法证伪，但请不要误以为阿育吠陀医学毫无科学根据。恰恰相反，随着科学的发展，一代又一代人已经慢慢证实了它的正确性，它是古代圣贤思想的结晶，是关于保健、疾病预防与治疗的完整体系，能够改变我们的生活。阿育吠陀医学在进化，但从未抛弃过其最初的架构。事实上，它有一个重要特质，即不排斥医学中任何有益于患者的东西，因此并不妨碍现代西医的运用。这也是它能与我的行医方式完美融合的原因所在——它与我的所有治疗方法都能兼容，即便是我从美国常规医学教育中所习得的那些。

换言之，阿育吠陀医学切中了要害，每一天，我都能看到它给我、我的家人、我的患者所带来的深远影响。我热爱它，因为它给予人们的治疗兼顾了个体的方方面面——身体、情绪、心理、精神，而现代科学也在一点点证实，这种治疗方式是有效且科学的。

我很震惊。我在医学院就读期间，从未听过哪怕一点点神经系统可能与肠道相关的暗示。我看了很多医生，他们的所有建议我都照做，但病情没有丝毫缓解，最终，事实证明，解决方案非常简单：只要调理好肠道就行。我并非只有一点好转，*我的头痛症状及服药后的副作用都消失了。*

不仅如此。在之后的 6 到 9 个月中，我的思维越发敏捷，原本，我每天得在给患者看诊和改进工作方式上花费 15 个小时，如今，我对这些越发得心应手，耗时少了许多。每日遇到的问题，我总能一眼瞧出解决方案，因此，工作时长缩短了。我的大脑又开始加速运转了。我觉得自己头脑清晰，思维敏捷。我的精力又回来了。在此之前，我从不敢跟朋友约在晚上 7 点之后，因为我不知道自己到时候是否会精疲力竭，这样的局面彻底结束了。我终于开始渐渐找回了自己——就像那个就读医学院之前的我、在那之后再未出现过的我。我真是激动不已。

我的医生同事们都知道，熬过住院医生实习期这个阶段之后，就会感觉自己的部分健康与青春都已不复存在。我们所有人学到的是，只有咖啡因和兴奋剂可以为我们稍稍提提神。这实际是你在医学院学到的第一件事！但此时此刻的我，拿回了我的青春。要时光倒流竟然如此简单，只要调理好我的消化能力即可，这一认识于我就如醍醐灌顶。就连我的皮肤都变得更有弹性，新生的皱纹也开始淡化消失。我原以为自己已经为学医而牺牲掉的一切都一点一点地回来了！

紧接着，我又发现，我的体重开始下降。我瘦了，水肿也消了。衣服也更合身了。我这才意识到，自己之前胖了好几个码。我一直忙于从医和治疗头痛，从未意识到自己在神经科住院医生实习期间胖了10磅（约合4.5公斤）。我都没刻意减肥，消化能力改善后，这多出来的10磅肉自然而然就消失了。

此时，我遭遇了一次职业危机。

我觉得自己原来的行医方式是错的。我给患者开的药，是我自己都不愿意用的。我觉得这无论从医学角度，还是从人道角度来看，都是错的。我知道这是对患者不负责任，我知道这是治标不治本。我并不是在治愈他们。我情不自禁地想到了祖父。同样的处境，换作他，他会怎么做？

就我去看阿育吠陀医师这事，同事们已经觉得很怪了。他们提醒我，不要拿自己的大好前途开玩笑。我是有望成为神经病学的带头人的！我一直以来接受的教育就是要成为伟大的神经科医生！但此刻，我发现自己并不想成为神经病学的带头人。我只想做一名帮助他人的普通神经科医生。现在，患者来找我看精神疾病，我都会忍不住想：这会不会是肠道的问题？

这种想法在当时当然是离经叛道的。

神经科医生通常所受的教育是，血脑屏障（blood-brain barrier，BBB）将大脑与身体其余部分隔离开来。一般认为，大脑以下身体所经历的生物化学过程与大脑无关。但我已经有了切身体验：肠道的健康确实与神经系统有关联。如今，随着我们越来越了解肠脑关联，越来越了解肠道细菌对神经系统的影响（如人体中大部分的血清素都是由它们生成的），越来越了解胃肠道中复杂的神经元网络（该网络的存在正是许多人将肠道称为"第二个大脑"的原因所在），科学家们也终于开始看清其中的真相。不过，在我遭遇职业危机之时，这还不是一个能为众人所接受的观点。

但是，当我看过的阿育吠陀医师从印度来美国时，我开始说服部分病情最严重的患者去他们那里看病。这些患者所患之病是多发性硬化症（multiple sclerosis，MS）和帕金森病。我会去旁听，看那些阿育吠陀医师是如何评估我的患者的。当时，我并不知道如何才能成为一名阿育吠陀医师，但我很好奇他们会说些什么。当然，他们通常都会首先询问患者的消化系统和肠道状况，他们开的第一个处方也往往都是改善消化功能的。

我观察到，多发性硬化症患者旧病复发的状况有所减少，他们停用了过去为治疗该疾病相关症状而服用的一切药物，也停用了为治疗这些药物所产生的副作用而服用的药物，治疗疲劳、便秘、抑郁和泌尿问题的药物都停了。我的帕金森病患者同样也减少了服药的剂量。曾经连步行都困难的患者已经在上舞蹈课了。许多患者甚至丢掉了"面具脸"，重拾笑容，那曾是他们被该病剥夺掉的能力。

不过，在我开始将越来越多的患者带去看那些医师时，事情开始有点难以协调。我希望自己的所有患者都可以从阿育吠陀医学中获益，但时间或可行性上总会出现问题。这时，我意识到自己必须专业起来。我联系了一个大量研究生活方式医学的团体，该团体的赞助方是美国国立卫生研究院（National Institutes of Health，NIH）。我知道他们曾经培训过阿育吠陀医师，只是近 15 年来再没做过。我告诉他们，我需要培训。但他们说，他们忙于研究，没有时间。我努力说服他们。我说，我需要内科医生来培训我。这比让印度来的医师培训我更好，因为内科医生也懂西方医学。如果他们培训我，我就可以变成连接阿育吠陀医学与西方医学的桥梁。我可以将这些点连接起来。

我拼命说服他们，最终，他们可能厌烦了我的纠缠，同意在圣地亚哥设置一门阿育吠陀医学课程，由当地懂阿育吠陀医学的资深内科医生授课。包括我在内的 4 名医生报了名。在课程结束，我重返工作岗位时，我以为要让患者认可我这种创新的行医方式会困难重重。但我错了。事实正好相反。在接下来的 4 个月中，我将传统神经科学与阿育吠陀医学相结合，用新的方法为患者看诊，他们对此迫切渴望。他们并不是实践这一新疗法的障碍。我才是这个障碍。我才是那个担心人们无法接受该疗法的人。我发现，许多患者已经在偷偷尝试其他疗法了，只是不敢告诉我。知道有个内科医生是真心愿意帮助他们重获健康，他们如释重负。

我改变了行医方式。我会让每位患者填写一份长达 3 页的详细问卷。我改变了审视患者的方式，不仅要了解他们的症状，还要了解他们的生活。在我逐步转变自己行医方式的过程中，我认识了患者的其他亲属。我不仅是神经科医生兼阿育吠陀医师，很大程度上，我也成了一名家庭医生。

恰是这段时期，我成了被干涉的对象。我应一群内科医生同事之约出去吃饭，他们纷纷劝我："我们觉得你这是在自毁前程。""你这么年轻，是个前途光明的神经科医生，现在却在施伏都巫术。""你就从钱的角度考虑一下。即便你能让患者好转，这样下去，你也会一个患者都不剩的，到时，你就会破产了。"

我记得自己当时是努力克制着，才没在餐厅内发飙。他们真的是在暗示我不应治好我的患者吗？我内心在大笑。他们干涉我，是因为我在努力做个让人们保持健康的医生！此刻我才真正意识到，现代医学已经严重地误入歧途。现代医学认为：第一，帮助人们改掉有害健康的习惯与行医无关；第二，治愈患者于商无益。这些人都是优秀、好心的内科医生；这只能归咎于业已形成的医学文化。可想而知，我并没有听取他们的建议。

我对曾患严重偏头痛一事格外感激。要不是我亲身体验过患者的艰难，服用过令人难以忍受的药物，我可能永远都不会想到要从事今天所做之事。我的人生曾迎来崭新的开端，但我的故事表明，哪怕是个健康的人也会很快地脱离生活正常的轨道，因为现代生活习惯可以轻而易举地摧毁健康。

至于我所接受的医科教育呢？如今，我已经知道哪种疗法"落后"了。医学院近乎在洗脑。一边剥夺你的睡眠，一边持续施压，让你失去个体的思维能力。你不被允许问为什么。你甚至不能询问患者为什么患病。医学院教的是如何描述病情和反常的生物化学过程，以及该用什么药剂修正这些反常的生物化学过程。张口便问患者为何患病，会被视为天真愚蠢。但这难道不是我们身为医生的职责吗？我们的职责难道不是询问原因？难道不是对病因追根究底吗？最后，我找到了我们不应该问为什么的原因，那就是我们的教授和主治医师都不知道答案。"不许问"比"我不知道"要容易开口得多。

我在医学院表现优异，是以全国优秀毕业生身份[所依据的评选标准来自阿尔法欧米伽阿尔法荣誉医学会（Alpha Omega Alpha Honor Medical Society），它相当于医学院的美国大学优等生荣誉学会（Phi Beta Kappa）]毕业的，不过，有一部分的我也在此过程中逐渐死去。我彻底失去了追根究底的能力，彻底失夫了创意，也是有生以来第一次，我不再好好照料自己。我周遭每一个人的健康状况都是毕业时不如入学时，因此我并不觉得自己有何异常，后来回想才发现不对。我的所有同事都觉得自己在加速衰老，在长胖，用餐后也没有特别舒服的感觉。这就是医学生的生活。在这个急速运转的现代社会中，这也是其他许多人的生活。

而这并不是真正的生活。

我选择另辟蹊径，并在接下来的10年研究新的行医方式。为了治愈神经系统疾病，我设计了一种新的疗法，既不同于传统的神经医学，又不同于传统的阿育吠陀医学。它综合了二者的精华。我会先为患者提供医疗方案，帮助他们排出体内毒素，减轻整个系统的炎症，然后才会要求他们改变饮食习惯。之所以如此，是因为我很清楚让人们改变固有习惯有多难。我曾目睹，患者的饮食习惯，甚至思维方式，都被自己体内的生物化学变化牢牢掌控着。生物化学变化左右着人们的选择，以及人们生活的方向。在我将他们从生物化学的监牢中解救出来之前，他们并没有做出正确选择的自由。在排出体内毒素，思维更加清晰之后，无需我建议，他们都能自然而然地做出正确的选择。我常听到这样的话，

"我也不知道自己嗜甜的习惯怎么就改掉了！"或"我再也没有过去那么大的食量了"，或"我过去爱吃的垃圾食品不再能勾起我的食欲了。这真是太奇怪了！"

他们的体重也开始下降。起初，我没太关注体重减轻这一点。我的全副精力都用于改善大脑健康，阻止任何神经系统疾病或其他现有病情的恶化，相比之下，体重减轻就显得微不足道了。当然，这也是好事，对我的患者可能也有益处，但并非重点所在。我更关心那些可能危及患者生命的疾病会如何变化。不过，没过多久我就留意到，许多超重患者在接受了短短几周的神经疾病治疗后，都会无意间提及，"哦，对了，我的体重也在下降。谢了呀！"事实上，几乎每一位超重患者都曾告诉我，是的，他们瘦了。他们会私下告诉我，"乔杜里医生，我一定要好好感谢你！我瘦了20磅（约合9公斤）"，或者"我都还没开始减肥呢，就瘦了30磅（约合13.6公斤）！"

这不可能是巧合。这种莫名、自发的瘦必定与我的神经系统排毒疗法有关。我开始更系统地追踪患者的减重情况，果不其然，在那些超重的患者中，有些只轻了一点，有些轻了很多。在3个月的治疗过程中，有几个瘦了100磅（45公斤）甚至更多，但均值还是在20到30磅（即9到13.6公斤）之间。我的许多患者数十年来都为体重所苦，许多人曾尝试减肥都没能成功，现在却突然发现自己的身体质量指数（body mass index，BMI）居然"正常"了。

我从来没指望能帮患者减肥。我是个神经科医生，不是减肥医生。我对卡路里不感兴趣，也从未要求任何患者计算过卡路里。我从未意识到，自己对患者神经系统病症的治疗能与体重问题有任何关联——直到我亲眼所见。这是无可否认的。我亲眼见证了自然而然的大幅减重，与此同时，胆固醇水平、血压水平、血糖水平都有改善，当然，还有神经系统病症的改善。我的病人看起来更苗条、更有活力了，他们的痛楚减轻了，还说自己的思维也更清晰、更敏捷了。原本的症状，比如记忆力问题、脑雾、关节疼痛和睡眠问题，开始减少，看起来（且事实上）更健康了。

直到《奥兹医生秀》的制作人问我有没有有效的减肥方法，我才突然意识到我有。那就是我为每位患者提供的治疗方法，但初衷不是为了帮他们减肥。该疗法的目的是排出体内毒素，消除体内炎症，但在此过程中，大脑会变清明，体重会减轻。

有趣的是，10 年后，临床试验终于为阿育吠陀医师 5000 年来的主张找到了科学依据，而我见证了我曾为医学界所批评的一切成为主流。就连母亲印式厨房里那些伴随我长大的香料也有望用于抗击疾病、减轻炎症、增强免疫力和减去多余脂肪。我们正在探索大脑与身体之间的关联。我们正在探究改变生活方式所带来的力量。兜了一圈，最终都将回到原点。

但我不会对我以前的同事说"我早跟你说过了吧"。我只会继续践行我独一无二的综合疗法。阿育吠陀医师明白多管齐下总是比一次只做一件事情更有效，这就是我设计治疗方案时的理念。如今，传统的内科医生也在找我看诊，或是将患者介绍给我。尽管有时他们也会跟我说，他们并不明白我的疗法为何有效，但他们承认这确实有效。曾有神经外科医生对我说："我不知道你在做什么，但你的患者术后恢复速度确实比其他患者快得多。"

我成了《奥兹医生秀》的常客，还入选了圣地亚哥最佳医生，这些都是我从没奢望过能得到的认可。而且老实说，我并不需要这些认可。不过，它们确实让我得以帮助到更多的人。如今，在我位于加利福尼亚州的诊所中，有来自德克萨斯州、纽约州、俄克拉荷马州、马萨诸塞州、墨西哥，甚至英格兰的病人，因为我这种疗法是他们在其他任何地方都找不到的。我无法照顾到所有患者的需求，因此，我希望对于那些我无法亲自接诊的患者，这本书能够提供基础性的帮助。书中所提供的疗法就是我对几乎每一位患者都做过的。只要你愿意尝试，它就会为你开启一段影响深远的旅程。

正是对常规医学的坚定背离带我寻回了自己的根，为我赢得了超乎想象的认可。经常有医生和记者采访我，问我这样一个问题："我们要怎么做才能改变医学？"我渐渐发现，这个问题的答案其实很简单——只是很需要时间。改变医学的关键在于改变观念。你要关心你所服务的那个小村庄，你要着眼于患者的生活，而非某一个身体部位。在我看来，若是每位医生都能提醒自己的每位患者（1）有意识地减少压力（这也适用于医生！），（2）多喝水，少喝汽水，（3）每天大便一次，就足以对整个世界产生深远影响了。成为这样的医生也令我成为一个更好的人。我变得更宽容、更富同情心、更聪明，也更有爱心。我认为现代医学最大的牺牲品之一就是医生的治愈之心。人们甚至都没有意识到医生已经沦为现代医学的受害者。我已不再是受害者。我得到了重拾自我的机会。

我的旅程从不深奥，也从不缥缈，无需与天使对话，也无需与任何诡异或超自然的存在对话。它始于我的肠道。你的旅程亦将如此简单。最令我心怀感激的是，我终于可以对我的患者负责了，就像我祖父过去一直在做的那样。此刻，我也要开始对你负责了。

　　我伟大的祖父活到了 104 岁，他将一生都贡献给了自己所在的社区。在卢迪亚纳的每一天，他都在为人们提供深层次的医疗体验。如今，我正努力在自己的生活中、在我的行医方式中复制这样的体验。我正在重建自己曾忽视的那座村庄。我终于到家了。

第一章

你的顺序反了

你的顺序反了。

大多数减过肥的人，无论成功与否，都一定尝试过节食、锻炼，或二者兼有。你若是想减肥，就应该这么做，不是吗？这是医生会让你做的，是营养学家会让你做的，也是大多数减肥书籍会让你做的。

你若试过这种减肥方法，结果可能成功，也可能失败。你可能先是瘦了，后来又反弹了。无论结果如何，你与大多数如此减肥的人可能都有一个体验：**这种减肥方法极其困难。**

减肥很难。或者说，用人们惯常的方法去减肥很难。即使是那些号称很简单的节食法，真正去做了，往往也是出乎意料地艰难。有时遇到新的节食法，你可能会因为从中看到了成功的希望而坚持上一段时间。刚开始你可能还兴致勃勃、斗志满满地在执行，之后的一两周也还能坚持，但新鲜感终会消失，到那时，剩下的只有单调与乏味，你的身体会强烈抗拒被剥夺所好，抗拒为此劳心劳力。节食法通常会要求你放弃一些自己想吃的东西——但你越是告诉自己不能吃，就越是想吃。无论这个节食方法是让你戒糖、戒脂肪、戒面包、戒肉、戒甜点，还是戒别的什么东西，只要是你想吃的，戒断都很艰难。若你还得计算摄入的卡路里、脂肪或碳水化合物，你不仅不能吃自己想吃的，还得集中精神不停量化你所摄入的那些并不爱吃的东西。要减少习惯食量也很难。你会想吃更多食物！若是体力不足、不习惯、不喜欢，锻炼对你来说也是难事。你或许试过运动减肥，但觉得那过程太煎熬、太耗时、太费力或太痛苦，甚至还会受伤。

大多数时候，越是告诉你什么食物吃了不好，越会激发出你的嗜食欲望。现在你或许只是想少锻炼一天，后来就会想再多休息一天，最后你可能就再也抵抗不住放弃锻炼的诱惑了。对此，节食者往往身在其中而不自知，待反应过来，旧的习惯也都回来了。不用多久，体重回升，体能下降，思维再次混沌。

你可能以为你很清楚这是为什么：你性格软弱。你意志力匮乏。你动力不足。你的胖和懒源自遗传基因，是注定的。

不！我要在这里告诉你，这些原因都是错的。如果你将减肥的失败归咎于自己，那可就搞错了方向。

没人会愿意成天拖着个沉甸甸的身体。没人会希望自己无精打采。没人会喜欢脑雾。没人会想看到自己患病风险升高。但无论你的意愿如何，事实业已摆在眼前。怎么会这样？这并不是因为你性格软弱。也不是因为你缺乏动力。原因很简单：你没有意识到，你在日常生活中很随意的一个选择很可能大大阻碍你今后做出最有利于自己的选择。你也没有意识到，你所选择的食物正在影响着你的大脑。

节食与锻炼计划之所以会给人受罚之感，甚至不可能完成之感，有一个具体的科学原因：你被困住了。尽管你本意很好，毫无过失，但你已深陷在生物化学的牢笼之中。你在不经意间上了瘾，那些令你上瘾的东西将你拖入牢笼，它们则化身狱卒，看守着你。它们牢牢束缚着你，让你按它们的意愿，而非你自己的意愿行事。

要反抗生物化学只有一个办法：用生物化学本身。

我想先让所有超重者明白一件事，这也是对他们而言最重要的事情之一：超重是一个生物化学问题，并非性格缺陷。我的患者以为是自己太过"软弱"才减肥失败，因而常常数年，甚至数十年地陷于自责与自厌之中。然而，每每想到那些前来求诊的患者，我都会不禁震撼于他们在人生其他领域的出色。他们中有许多聪明绝顶、才华横溢、雄心勃勃、做事井井有条之人。有些拥有法学、商业和医学学位。他们要么从事着高难度的工作，要么白手起家，事业有成。在各自所选的领域里，他们从基层开始，最终脱颖而出。他们勤奋努力，又富有创造力。他们是多任务处理的奇才，能兼顾好家庭的方方面面。他们成功完成过许多富有挑战的项目，而且积极主动，善于自制。这样的人，究竟为何会在减肥一事上屡屡碰壁？当然不是因为懒惰。他们在其他领域的表现足以证明，他们并不缺乏意志力。他们真正欠缺的只是一件轻而易举之事：了解自身生物化学变化对自己不利的机制。

这真是个天大的好消息。不管你超重了多久，只要能掌握正确的生物化学工具，就可以解决自己的体重问题。其中并无任何神秘可言。这是科学，简单明了。你无需改变自己的个性。你无需做到非人般的自律。你甚至都无需强迫自己戒掉曲奇饼干。

你所要做的就一件事，从现在开始一点一点扭转你的生物化学过程。

这就像是，你想成为一名律师，但你不可能某天一觉醒来，突然就觉得自己的意志够了，能立刻出门开始执业了。不是这样的，你必须接受相应的教育，获得相应的学位。你必须先上大学，然后考入法学院。你还必须在校外积累成为合格律师所需的技能。在这之后，你才能成为一名律师。

减肥是一样的。你必须借助正确的工具。这不是仅靠意志力就可以做到的。将长胖当作个人意志力的失败无益于要求自己用意志力停下一发子弹。你做不到的。子弹是物理现象，体重也是。你无法用思维阻止子弹。你得躲开。就本质而言，食物就像一发生物化学子弹，策略恰当的话，是可以躲避的……而且不用节食。

食品行业的策略

这个生物化学牢笼的成因是什么？我们注定要吃东西；吃了才能生存。这种维持生命的物质是如何在我们体内长出细胞壁并变成细胞的呢？不幸的是，该问题的答案主要取决于我们所吃食物的质量。这绝非偶然。食品行业从业者比其他任何人都更清楚生物化学过程与食物选择、过度摄入之间的密切关联，因为掌握这一信息对他们最为有利。食品生产者将精明的营销技巧与对"极乐点"（bliss point，即一种食物中可给人最大快乐的糖、盐和／或脂肪的含量值）的广泛研究结合起来，研发出了能让人们一旦上钩就再难抗拒的产品。他们会吃个不停，越买越多。

统计数据证实了食品行业的成功。美国农业部（U.S. Department of Agriculture，USDA）的数据显示，糖及其他甜味剂每年的人均摄入量为152.4磅（约合69.1公斤），沙拉酱、烹饪用植物油、煎炸用油、黄油等添加脂肪及食用油的摄入量为74.5磅（约合33.8公斤）。事实上，我们的一切摄入量几乎都在上升——1983年至今，卡路里摄入量增加了19%；20世纪60年代至今，肉的人均摄入量增加了57磅（约合25.9公斤，而蛋的摄入量减少了1/3）；20世纪50年代至今，芝士摄入量增加了（但牛奶摄入量减少了），脂肪摄入量增加了66%。自20世纪70年代至今，我们的水果、蔬菜摄入量增加了20%（这是一件好事），同一时期，谷物摄入量也增加了45%；20世纪50年代至今，糖的摄入量增加了39%。[1] 猜猜你给出的钱究竟有多少真正到了农民手里？只有19%，剩下81%都流向了劳动力、包装、运输、能源、利润、广告及其他更多的食品行业开支上。

关键是，我们不断上升的食品摄入量，尤其是含有大量精制糖与脂肪的廉价成瘾性食品的摄入量，对食品生产商是有利的，但对我们自己是不利的。《美国医学会杂志》（*Journal of the American Medical Association*）最近刊载的一项研究表明，过去10年中，美国人心血管疾病死亡率的上升与糖摄入量的增加有关。[2] 另一些研究则表明，肥胖症大流行与糖摄入量增加有关[3]，而且肥胖率的飙升与糖摄入量的飙升密切相关[4]。还有一些研究显示，快餐习惯与体重增加（以及其他健康问题，尤其是与血糖和胰岛素有关的健康问题）相关。[5] 这些只是冰山一角，能证明可增强食物成瘾性的加工方法与我们的体重问题和健康问题息息相关的研究，我能罗列上一整天。

问题的关键并不在你，你之所以做出了糟糕的选择并不是因为你自己乐意做个不健康的胖子。体重增长的关键在于，食品行业刻意操控食品原料，创造出了能改变人体生物化学变化的产品，令大多数人根本无力长期与其抗衡。对于现代西方人来说，最容易买到的也最为便宜的食物无一不是食品企业为了让你不断回购而精心设计过的。食品公司的食品科学家们准确地知道如何能让你上瘾。食品行业比消费者懂得更多，借助这一知识优势，他们诱使你购买和食用他们的产品，而不管该产品本身是否富含营养，是否容易令人发胖。某些食物，尤其是加工食品和餐馆食品，会混合一些令你几乎无力抗拒的风味和成分，这些风味和成分会刺激成瘾性药物才会指向的脑区。一旦中了这些美食的魔咒，你就会越吃越多。

这些食物在你的身体系统中站稳了脚跟，因为它们会改变你体内的生物化学变化，让你对这些食物所带来的美好感觉产生依赖，这些食物可以是巧克力棒、薯片或芝士汉堡，甚至是用大块松软面包与大份牛油果做的"健康"素汉堡配薯条，再加素纸杯蛋糕作甜点。事实一目了然，你吃得太多了——但你根本控制不住自己。这样完美的组合存在于披萨饼或通心粉与芝士，甚至是淋了奶油酱的超大份主厨沙拉中。这些食物，尤其是经过精加工与特定组合的食物，会增加你体内的毒素含量，引发炎症，改变你体内的生物化学变化，令你在下一次选择吃什么时极难做出不受干扰的理智选择。即便你在努力节食，你的身体也会不停释放出想吃更多、更多、更多的强烈信号。更多的糖！更多的脂肪！更多的盐！多多多！人生就一次，想吃就得吃！

特别说明一下，天然的糖和脂肪，甚至是天然的盐都没有任何害处。水果中既有糖，也有纤维和营养成分。牛油果含有健康的脂肪和营养成分。喜马拉雅岩盐是含有矿物质的未加工盐。我想说的是，当天然的食物中添加了精制的糖、脂肪和盐，相应的成分就会过量，就会超过它们在这些食物中原本的含量。这对大脑是有特殊影响的，我会在后文中详细解释。现在，你只需要知道一点，一旦习惯了极高甜度的或添加了白糖、高果糖玉米糖浆等精制甜味剂的食物，你就再也无法对水果的味道提起兴趣了。一旦习惯了脂肪含量极高的、油炸的或添加了精制脂肪的食物，就连牛油果你可能都会想要油炸了再吃（确有其事——我在一份菜单上看到过）。一旦习惯了极咸的零食，那么只加了少许海盐的天然健康食品就再也无法满足你的欲望了。

问题是，这些人工食品在增加你卡路里摄入量的同时，并不能为你提供平衡该摄入量所需的能量或营养。它们还会让你摄入一些你并不想要的东西——成瘾性剂量的精制糖、脂肪和盐，以及有害剂量的毒性物质，比如人工防腐剂和食品着色剂，这些成分会在你的身体系统内引发炎症。这时，问题开始出现。你的初衷只是想吃些简单、美味又有营养的食物，你也以为自己吃的是冷藏的健康主菜、消遣的零食或汽车餐馆的美味午餐，殊不知这些食物能在你体内激发有害的生物变化。在你意识到这一点之前，你就已经上瘾了——沉迷于高糖、高脂、高盐的食物，其他任何食物都再也无法满足你了。你会厌倦无法令你"嗨起来"的天然食物。你自然也坚持不了上个月还令你兴致勃勃的节食计划。上上个月的节食计划会泡汤也是同理。你的身体已被事先设定在了错误的方向。

大多数减肥计划都要求你做出巨大改变，但你的身体并没有做好迎接巨大改变的准备。当你的身体处于毒性炎症状态，"少吃多运动!"就几乎是一项不可能完成的命令。这些计划往往要求你仅凭意志力来跨越食物成瘾与毒性炎症这两座大山。这就是大多数节食者无法长久坚持的原因所在。你是努力想跃过去,但真的太难了。这会令你产生满满的罪恶感与失败感。你会看轻自己,然后选择放弃。

我非常同情陷于这种处境中的节食者。我曾亲眼看到,我的患者无助地与比他们更庞大更强壮的敌人抗争。我们的文化对超重者有很大偏见,还有一种看法认为,他们之所以胖是因为意志薄弱、贪婪、贪吃或缺乏毅力。这不公平,也完全背离了事实。要求一个处于毒性炎症状态的人"少吃多运动",就像要求一个断了腿的人参加舞蹈比赛,要求一个瘾君子一秒戒毒,或者要求一个被确诊为抑郁的人立刻振作起来一样。你不仅是在对抗自己想吃曲奇饼干的欲望,也是在对抗自己体内强大的生物化学力量。你的身体不想停止摄入过量的卡路里。脂肪细胞会包裹住毒素,保护你免受其害,这正是一个毒素堆积的身体会迅速发胖的原因所在。炎症会加重运动的疼痛感。面对当前恶劣环境的侵袭,你的身体会陷入恐慌状态,艰难维持摇摇欲坠的平衡。在这种状态下还要求它执行严格的节食计划,也太过分了。要是它需要制造出更多脂肪细胞来保护你该怎么办?要是燃烧掉这些脂肪细胞会将毒素再次释放到一个无力排毒的身体中该怎么办?要是你戒掉的食物正是你的肠道细菌此刻正好需要的又该怎么办?你的身体正在为应对这些已感知到的威胁而保存能量,这意味着你可投入到生活中的能量减少了。面对这场减肥的持久战,即便你打了一次胜仗,减去了一些体重,最终也可能遭遇体重反弹,全盘皆输。

转变

你的逃生路线在哪里？你该如何逃离这一生物化学的牢笼？我知道一条古老的秘密通道，一扇活板门，狱卒们拿它无能为力。这条秘密通道给了你生物化学上及心理上的优势。这条"逃生路线"之所以有效，是因为它会在要求你做出任何一点改变之前（在你看上一份节食计划或卡路里指南之前），先帮你打破成瘾循环，**将你的身体调理到最佳状态**，让它能够成功完成生活方式的转变。你若能成功调理好身体，即以温和手段疏通体内的废物排出通路，清除体内堆积的毒素，逐渐改变肠道细菌的作用方向，让它们主动要求你做出更好的选择，你就会发现，转变生活方式也没有那么难嘛。无需刻意为之，你的身体将*自然而然地*迎来体重减轻、精力充沛与头脑清晰。这种方法很有效，且毫不费力，一切就这么自然而然地发生了。你再也不用孤注一掷，寄希望于通过根本不可能拥有的非人意志力来改变你的生活。

如果你能让自己的身体做好准备，那么不用我来告诉你该吃这个、不该吃那个，你的身体自己就能提前知道该怎么做了。你会开始改变。你会开始多运动。你会开始喜欢有益于你，有益于维持健康体重的食物。你再也不必因罪恶感而不敢吃曲奇饼干和披萨饼了。你对它们的欲望没有过去那么强烈了，食量也没有过去那么大了。你会因为想要改变而改变，而非因为我要求你改变而改变。这是因为，随着毒素排出、炎症消退，你的身体会慢慢进入新的、更稳定的平衡状态，在这种平衡状态下，你终于能够亲身感受到自己身体的需求，知道什么能让你感觉舒服。你不仅会看到体重计上数字的减少，更会拥有一个全新的自己：身体强健，精力充沛，思维敏捷，头脑清晰，生气勃勃。

这就是本书的目的：调理好你的身体与大脑，让它们在最健康的状态下运转。健康的生活方式不再会让你痛苦，只会让你舒服，因为你的身体已经准备好迎接它了。你只需要做一件事，根据你目前的健康状况与毒素水平简单调整一下你的日程安排（进入第六章后，会有个测验帮你选出适合自己的推进速度）。你无需强迫自己遵守任何饮食限制或放弃任何自己喜欢的食物——晚餐、甜点、任何种类的食物。你甚至不用放弃自己久坐的生活方式！只需短短几周，你的身体就会焕然一新：更健康，更聪明，更敏捷，也更苗条。无需意志力就能做到。

本书是你获取更多知识与启发的开端。但要防止自己再度沦为猎物，再度变成提线木偶，还是得依靠你自己的防御能力。我现在就是要为你提供一个公平的竞争环境，因为，若你的自由意志被食物所控制，你就不太可能真正独立地做出明智的食物选择（你若体重超标，那么很可能正处于这种状况中）。一旦你重新掌控了自身的生物化学变化，你就能够重新掌控自己的行为。这时的你才夺回了对自己身体的主导权。

只要我们能在生物化学方面拥有自由意志，并将该意志表达出来，那些食品企业就会改革自己的产品，因为他们很大程度上是在迎合我们的需求，即便这些需求是他们参与创造的。这样的改变正在发生。比如说，百事公司（PepsiCo）正在大量收购健康食品公司。沃尔玛（Walmart）正在销售有机农产品。普通超市已经上架了许多曾经只在小众健康食品店内有售的健康食品。

不过，在你自己摆脱枷锁、重获自由之前，所有这些积极的发展趋势都于你无用。你身体的生物化学变化应该受控于你，而非那些处心积虑让你上瘾的跨国公司。你是时候拿回对自己生活、食欲、思想和身体的主导权了。

在本书中，我将分别从生物化学、神经系统和阿育吠陀医学的角度来解释我们当前饮食方式的成因。我将帮助你判断自己的饮食决策是基于知识还是成瘾反应。接着，我将告诉你摆脱食物依赖的确切步骤。

那么那些食品公司呢？他们的商业模式很出色——你难以从生物化学、神经系统和阿育吠陀医学的角度来反驳它。你甚至可以说这就是美国梦：一个人创办了公司，利用科学手段赚取天文数字般的惊人利润，最终让所有股东都变得巨富。我们的文化认可这样的行为……直到惊觉自己一直深受其害。加工食品行业熟知食品对人体的作用方式，他们将自己所知的点点滴滴都用于了自身利润的最大化。是的，美国重利。不过，除此之外，我们也重视自由意志，而这恰恰是 21 世纪的许多人业已在生活与饮食中丧失的。

我不介意企业逐利，但我十分介意他们剥夺我个人的自由意志。幸运的是，你可以夺回对食物的主导权。你可以用生物化学来对抗生物化学。只要打破了成瘾循环，你就会自发地想要选择让你感觉舒服而非"嗨"的食物。这甚至可能产生涓滴效应，惠及全世界：一旦改变食物选择的人足够多了，食品企业就会接收到一个清楚的信号，即他们必须做出改变，他们已无法继续通过操纵我们来赢利了。当我们取回了掌控自身生物化学的自由意志，我们就能够通过自己腰包里的钱来投票，告诉市场我们希望其供应什么样的食物。

你准备好先放下最难啃的骨头了吗？从简单处着手，你就能几乎毫不费力地减轻体重，增强脑力并且获得无穷的精力。你只需要完成普莱疗法，让身体做好迎接这一切的准备即可。

普莱疗法是什么？

如果普莱疗法（The Prime）没有告诉你该吃什么，那它的作用究竟是什么呢？容我做个类比。医生对症开药时，这个"症"常常不在该药标示的治疗范围内。这叫作**药品核准标示外使用原则**（*off-label use*）。我们往往能够通过多年的病患诊治和观察，无意中发现所用药物的一些意外疗效。比如，某种癫痫药也许正好能够缓解背部疼痛，某种抗抑郁药也许碰巧有助于治疗尼古丁成瘾，而某种降压药也许恰恰有治疗震颤的意外效果。

这就是我应用普莱疗法的方式。我让患者做普莱疗法是为了帮他们减轻炎症、排出毒素，以便治疗他们的神经系统疾病，至于体重的减轻，有时甚至是大幅的减轻，完全是意外的收获。本质上，我遵循的就是"药品核准标示外使用原则"，即使你并没有神经系统的疾病，也可以借助我治疗神经系统的整体修复方案来减重。（你若有神经系统的疾病呢？那就一举两得了。）这种方法可行的原因在于，能引发神经系统紊乱的机制也会导致体重增长。只要修复了这些机制，神经系统的紊乱与体重的增长就都能得到解决。

因此，该疗法其实并不是饮食法，也不完全是排毒疗法那么简单。它是对人体系统细微但彻底的再平衡，目的是减轻炎症，清除生物化学垃圾，恢复更健康的肠道细菌组合，修复消化功能，并修正那些会阻碍身体维持健康且会打破身体免疫平衡的生物化学变化。从生物化学的角度来说，让你的身体得到修复就是要将它**调理到最佳状态**，好接纳更健康的生活方式，而你现在所经历的种种不平衡恰恰是在将你与健康的习惯隔离。只要能修正生物化学的种种错误，你就不只是能更容易地践行健康习惯，而且会觉得自己**必须**这么做。正因此，减重才会变成一件轻而易举、自然而然的事。

不过，普莱疗法对你的好处将不止减重成功这一样。你的身体会更舒服，你的精力会更充沛。此外，鉴于这是一本神经科医生写的书，你也许还会有点别的期待，如你所愿，你若有一些与大脑相关的不适，比如头痛、脑雾、注意力不集中或健忘，应该也能一并得到显著改善。普莱疗法的重点并不在于减重。它关注的是你的消化系统和神经系统（以及这二者间有趣且复杂的相互作用），通过改善这两个系统来改善你的整体健康状况。

普莱疗法将唤醒你的身体意识，让你察觉到自己感官、思维、身体机能随着饮食变化而发生的微妙的以及不那么微妙的变化。只要拥有了这一良好开端，终有一天，你自己就会讨厌过去那些不好的饮食、行事与思维方式了。你会想要些不一样的、更健康的东西。

我的患者对此深有体验。刚开始该疗法时，他们兴奋的是自己的衣服更合身了，外表更具魅力了，但这个阶段持续的时间很短暂。没过多久，他们会更加兴奋，这次兴奋的是自己的记忆力提高了，脑雾消散了，做决策更迅速了，对于一些曾经能够容忍的消极生活方式，现在再也忍受不了了。他们不仅身体更舒服了，外在更好看了，还对自己的生活有了前所未有的清晰认知，并基于此开始了切实的改变。他们原以为束缚着自己的条条框框似乎都不复存在了。这也是最令我感到振奋的部分：看到我的患者活出最佳的状态。

换言之，你的体重是会减轻，但与此同时，你可能还会收获对你而言更有价值的东西：更清晰的思维、更强大的心理、更出色的创造力、更充沛的精力，甚至是更多的快乐。当然，能穿上多年穿不上的衣服是很令人开心。但老实说，我对优化人类潜能更感兴趣。我想让"生而为人"再次成为一件令人开心、令人舒服的事。我希望你能够成功。对很多人来说，生活、工作甚至饮食都成了令其感到压抑的来源，但这种压抑感只有一个成因：你生活在生物化学的污物中。是时候清一清垃圾了。

我们该怎么做呢？我们要逆转自己的饮食方式。

这个问题的答案一半见于现代西方医学，一般见于古老的阿育吠陀医学。为了清楚解释个中原理，让我们回到我早年间在诊所坐诊的时光，当时的我第一次发现，我用来为神经系统排毒与消炎的治疗方法竟然还有减肥这一意外疗效。

正如引言中所言，我接受过美国传统的神经医学教育，也接受过阿育吠陀医学的专业培训，我将这两个医学系统融入到了对神经系统疾病的治疗中。消化是阿育吠陀医学的主要关注点之一，也是我治疗方案的重点之一，不过，有一点可能与你曾听说过的许多饮食疗法不同，我对你消化功能的改善并不是从改变饮食开始的。事实上，在治疗初期，我鲜少向患者提及饮食上的改变。我的第一步都是评估其体内的毒素水平与炎症水平。这将决定整个疗程的推进速度。我是循序渐进的坚定倡导者，我相信循序渐进的改变才会发挥更深远、更持久的作用。不过，有些患者体内的毒素没那么多，排毒的过程自然能推进得快一些。第六章的测验可以告诉你，你最适合走哪一条通道。

- 快速通道，每阶段两周
- 中速通道，每阶段三周
- 慢速通道，每阶段四周，以实现稳定、持久的体重变化与大脑功能的改善

下面就是普莱疗法的四大阶段。

第一阶段：激活生物化学转变

第一阶段只会给你的日常生活增加四件事，它们能激活你的生物化学转变。你无需放弃任何东西：

1. 每天清晨用孜然籽、芫荽籽和茴香籽泡茶，喝上一整天。这些简单的原料就能极大地促进身体排毒。

2. 每隔一天的晚上，取一茶匙磨细的亚麻籽与一茶匙洋车前子壳，加入一杯室温水中，搅匀喝下。纤维不仅能够帮助食物通过消化道，促进消化，还能顺便带走大量废物，并具有消炎作用。

3. 每晚服用三果宝。别担心，这不是什么奇怪的东西。三果宝就是三种磨碎的干浆果：油甘子、毗黎勒和诃梨勒。这些都是印度料理的常用原料——在印度是所

有人都在吃的。

4. 每日干擦（dry-brushing）皮肤，最好使用特制的生丝手套。（我将在第六章讲解具体的方法。）

第二阶段：粉碎嗜食欲望（无需意志力！）

在第二阶段，你要保持住第一阶段的习惯，另外，我会给你提供克制嗜食欲望的相应策略，防止你吃一些你不该吃的东西。我还会重新调整你的肠道细菌，并为你的身体注入排毒所需的营养：

1. 增加一种药性温和但效果显著的草药——南非醉茄，它可以抑制你的嗜糖欲望，降低应激反应。

2. 再增加一种效果极佳的草药——婆罗米，它是优质的大脑增强剂，可以逆转大脑对成瘾性食物成分的神经适应过程。（我会在第三章详细介绍神经适应的相关知识。）

3. 制作并享用普莱果蔬汁和普莱骨汤，不过，它们只是帮你抵御嗜食欲望的辅助工具，并不能取代你的日常饮食。

4. 开始写嗜食欲望日志。我保证，这很简单，花不了你多少时间，但能够颠覆你对"你以为自己想吃的食物"的理解。

第三阶段：激活能量，燃烧脂肪

在这一阶段，你需要再加一点东西，让你的身体真正做好燃烧脂肪和激活能量的准备：

    1. 试试用印度没药树（myrrh tree）树脂做成的草药——印度没药，这是我所知的最强效的排毒药之一。它将使你的消化能力前所未有地好。

    2. 学习如何在家自制有助燃脂的咖喱粉，你可以将其加在食物中。

    3. 用姜、柠檬汁和海盐制作简单制剂，饭前服用，有助于促进消化（我还有两三个更温和的配方可供有需要的读者选择）。我后面会讲到这种生姜肠道冲洗剂（Ginger Gut Flush）究竟适用于哪些人群，以及相应的服用频率。

第四阶段：用生物手段改变你的生活习惯

到了这一阶段，过去令你爱不释口的食物或许已经失去了些许魅力，特别是在你的生物化学变化彻底摆脱了它们的束缚之后。不过，我仍然不会要求你放弃任何你爱吃的食物，只会帮助你做出一些改变，尝试几种策略，你的感觉，以及你对生活方式的选择将会因此发生重大变化：

1. 改变你的一日三餐。从现在开始，将最丰盛的一餐放到中午。真的，你日后一定会习惯这种改变并且感激我的。

2. 不要生食蔬菜；要将生的蔬菜从你的菜单上删除。这听来可能有违常理，但相信我，在消化功能持续恢复的过程中，这是你可以对它做出的最大贡献之一。（在正式开始普莱疗法后，我会再详细介绍每种个体状况可能需要坚持的时长。）还有，只喝温热的饮品。忘掉冰爽的柠檬汽水吧。你需要加热它。水也只喝室温的。很简单，不是吗？

3. 学习冥想——或任何对你有效的方法。冥想能够有效减轻压力、克制欲望和改善生活，这些都是有诸多记载证明的。

4. 最后，晚上十点上床睡觉！你若习惯晚睡，那么这对你来说可能是一件不可能完成的任务，不过，你可以逐步提前就寝时间，直到达到目标时间。早睡是利用人体天然的自我修复及充电时段的最佳方式。

这就是普莱疗法。待完成这四大阶段，你会有焕然一新之感——更敏捷，更聪明，更有朝气，更有活力……也更苗条。走到这一步，我才会让你舍弃一些东西，改掉旧的习惯，养成更好的习惯，比如与你身体状况最相宜的烹饪、饮食及运动方式——若你愿意继续改变的话。只要你自己愿意，你就永远可以更进一步。普莱疗法的最棒之处就在于，它能最大程度激活你的身体意识。什么适合你，什么不适合你，你的身体都能感知得到。你会知道你的身体真正喜欢什么、想要什么、需要什么，你会知道什么能让它强健，什么不能。这就是普莱疗法想要给予你的真正自由，也是一种令人振奋的生活方式。

第二章

非比寻常的排毒法

我经常被问到的问题之一便是："普莱疗法是一种'排毒疗法'吗？"要回答这个问题，我得先解释一下我对"排毒"的一些看法，这些看法与大众媒体上常见的不同。纵贯本书，我常常提到，消化功能紊乱及随之而来的大脑功能障碍都是由身体的毒性炎症引发的。但这话究竟是什么意思呢？

你可能了解炎症，知道炎症长什么样子——当你受伤，伤口会变得红肿。当你接触有害物质或受到伤害时，你的体内也会出现炎症。但**毒素**（*toxin*）却是个更为模糊的概念。你知道它并不等同于"毒药"。我们要聊的并不是老鼠药或砒霜（尽管在有些情况下，我们会提及农药）。那究竟什么是"毒素"，什么是"排毒疗法"呢？

我们所谈论的"毒素"，实际是指**阿马**（*ama*）。

阿马是什么

阿马是普莱疗法的真正攻击目标。*阿马这个词的意思有点类*

似*毒素*，但含义更广。它是阿育吠陀医学中的一个术语，指人体内或心中难以充分消化和 / 或以其当前形态存在于不该存在之处的物质，比如从胃肠道黏膜渗出的未消化的蛋白质，或堵塞在淋巴系统或结肠中的废物。有些东西在你体内的某些地方可能是完全健康的，比如留在你胃里或小肠里的蛋白质，不过，一旦它们去了错误的地方就会变成毒素。类似的道理，一些看似有毒的东西，比如农药或药品，若你的身体能将其安全地中和掉或清除掉，那么于你也是完全无害的。此外，阿马也可能是你心中难以消化的某种情绪，比如让你无力摆脱的过往创伤，或让你一筹莫展的未决问题，它们会盘桓在你心中，让你感到伤心、焦虑。所有这些都是阿马。

心理阿马

"毒素"可能是一种实际存在的物质，也可能是一种情绪 / 想法，这一观点是现代西方医学难以理解的。现代西方医学有治疗身体疾病的医生，也有心理医生，这两类医生看待或谈论问题的方式不一定相同。人们通常认为这两类医学领域是彼此独立的，但阿育吠陀医学认为这二者间颇有交集。阿育吠陀医学并不区分身体毒素与心理毒素，它关心的是所有未被充分转化的毒素，身体上的与心理上的都包括在内，因为这些毒素都会损伤人体——一个互相关联的完整系统。最终，阿马会使你的身心功能都受到伤害，引发疾患。

排毒疗法：清除阿马

我指的"排毒疗法"，要义就是清除人体系统中的阿马。其他一些排毒疗法与净化疗法或许有助于此，即便它们并未使用这一术语，但还有一些疗法全无此效，甚或会雪上加霜。不幸的是，*排毒疗法、净化疗法*这类热词时常被误用，围绕排毒这一概念充斥着各种困惑与误解。

一些健康专家（包括许多医生在内）会告诉你，你的消化道黏膜每隔几天就会完全脱落与重生[1]，而且你的身体拥有强大的天然排毒系统，足以解决大多数的问题，因此接受"排毒疗法"或"净化疗法"是完全没有必要的。另一些健康专家则提倡定期"排毒"或"净化"，甚至推荐使用一些非常极端的、完全断绝卡路里与营养物质摄入的疗法。不过，无论你笃信排毒疗法或净化疗法，还是认为连续三天只喝蔬菜汁与受虐无异，我都希望你明白，事实是介于这二者之间的。极端的净化疗法，尤其是没有任何身心准备地接受净化疗法，可能不仅会令人难受，还对身体有害。它们会令毒素过快释放，但又不提供充足营养（甚至可能毫不提供），还会削弱你的体能。这种营养与体能的匮乏会令瘦肌肉流失，激发极端强烈的食欲，最终抵消掉这些疗法可能产生的排毒等一切益处。

不过，认为我们完全不需要通过净化或排毒来维持健康的观点也是大错特错的。我们的身体确实拥有天然的排毒系统——它们有效，且时刻都在努力工作。你的身体随时可能接触毒素，它们来自你所呼吸的空气、你所饮的水、你所吃的食物、你周遭的病毒和细菌，甚至是你自身新陈代谢的副产品，要想免受其害，你的身体就必须做些什么。它必须保护自己。它有好几种重要的自保之法，这些方法会影响（有时是干扰）你的消化功能：

- 通过消化系统清除毒素，包括通过肝脏和结肠，以及肾脏和膀胱来排毒。
- 通过汗腺和肺清除毒素。人体的这一排毒过程是不间断进行的。
- 将毒素封存在脂肪细胞中（直到脂肪燃烧，毒素释放）。这是体内毒素堆积往往会直接导致肥胖的一个主要原因。如果你的身体不能在受到毒素伤害之前将其清除，最安全的解决方法就是将其隔离在脂肪细胞中。你的身体会不断地将毒素输入到脂肪细胞中，直到其无法容纳更多的毒素。
- 将毒素储存在器官中。这种刺激会引发炎症，还会激起身体的免疫反应。如果血液中或组织内的毒素与我们的自体组织相似［这种情况被称为分子模拟（*molecular mimicry*）］，那么身体在企图清除这些病原体的时候，可能不仅会攻击外来物质，还会攻击与之相似的自体细胞。我们自身的免疫系统会为了清除它以为的毒素而大肆攻击我们自己的身体，这一过程最终会引发自身免疫性疾病。许多新兴领域都在研究器官内毒素会如何破坏正常的生物化学变化。功能医学（functional medicine）和生物内生学（endobiogeny，一种研究人体内部运作方式的系统理论方法，我相信该领域将成为未来十年医学界的又一风潮）等领域正在探索能够更早检测出自身免疫性的新方法。这些都是科学探索领先医学教育的例子，是令人振奋的研究领域！

- 最后，你的身体会通过各种思维过程消除心理上和情绪上的毒素，特别是当你主动想要弄懂自己的问题，并解决它们，但方法仍然比较隐晦时，像是将创伤深埋在潜意识中之类（这与身体为自保而将毒素藏入脂肪细胞的做法十分相似）。冥想是普莱疗法中用以加快清除情绪与心理废物的关键过程。

现代环境毒素

　　当今世界的环境毒素比历史上任何一个时期的都要多。当生物体（比如人）吸收了毒性物质，比如农药、药品或环境中的一些其他化学物质，就会发生**生物转化**（*biotransformation*）。生物转化是身体将营养成分、药物或化学物质等转化为另一种形态的过程，这种转化常常是为了方便身体吸收或安全清除它们。如果毒素量超过了你身体的处理能力，且你吸收毒素的速度快于身体清除它们的速度，就会出现**生物积累**（*bioaccumulation*）。正是因为有该过程的存在，鱼体内的汞含量才会越来越多，你体内的重金属、农药、多氯联苯（PCBs）、二恶英（dioxin）等化学物质的含量才会越来越多。对于无法处理的毒性物质，你的身体不得不将它们储存起来。

　　下面是你身体必须处理的部分毒素：

- 我们已经制造或分离出了超过 10 万种有毒化学物质[2]，并将其释放到了环境之中——空气、水和我们所吃的食物。但对于所有这些物质对人类的影响，我们的研究才刚刚开始。在这些物质中，出于人类安全考量被研究过的甚至不足5%！

- 环境工作组（Environmental Working Group）的一项研究发现，美国新生儿脐带血中平均含有200种工业化学物质和污染物。其中包括农药在内的毒素；在快餐包装、服装和纺织品中用作防污防油剂的全氟化合物；特氟龙（Teflon）化学物；阻燃剂；煤和汽油燃烧产生的污染物；以及许多存在于常见消费品中的毒素。[3]

- 据发表于加州大学圣塔芭芭拉分校（UC Santa Barbara）新闻网站"科学＋技术"（Science＋Technology）板块上的一篇文章，美国化学学会（American Chemical Society）的化学物质清单上每天都会新增大约1.5万种化学物质。[4]

- 工业每年向环境中排放的有毒化学物质约为1000万吨。[5]

- 人工甜味剂已被证明具有致癌性和神经毒性。

- 高果糖玉米糖浆会令有害胆固醇含量升高，从而加剧心脏病及糖尿病的患病风险。

- 反式脂肪已被证明会令有害的低密度脂蛋白（LDL）胆固醇含量升高，令有益的高密度脂蛋白（HDL）胆固醇含量下降。

- 味精及其他调味品可诱发头痛等神经系统紊乱。

- 亚硫酸盐、硝酸盐、亚硝酸盐、丁基羟基茴香醚

（BHA）、二丁基羟基甲苯（BHT）等防腐剂都对健康有诸多已知的负面影响。

- 化学物质可见于我们日常使用的大多数产品中——不仅有食物，还有个人护理产品、清洁用品、化妆品、家用器皿、水瓶、奶瓶、地毯、油漆和家具，以及我们生活、工作时常常停留其中的花园、草坪、车辆、房屋及其他建筑物。比如，一项研究证明，烤鸡专用塑料袋会让内分泌干扰物渗入食物中。[6]

如你所见，毒素所能制造的问题不仅仅是让你的裤子变紧、让你精力不足——它们还可以致病。上述系统都与我们的生死存亡息息相关（甚至心理排毒系统与情绪排毒系统也不例外）。因此，生活在一个毒素富集的环境中，我们必须为自己的身体提供一点外力帮助。现代生活将我们置于污染、加工食品与久坐不动生活方式的连番轰炸之下，面对这样前所未有的攻击，我们身体的天然排毒系统根本来不及适应，一旦毒素量超负荷，要防止出现慢性疾病与大脑功能障碍，我们就必须介入。

阿马的迹象

西方科学目前可能还无法检测阿马水平，但阿育吠陀医学告诉我们，我们是可以识别它的，因为它会让我们的身体出现显著的迹象和症状，部分如下：

- **阿马是臭的。**体内的阿马不会发臭，但在混入排出体外的汗液、尿液、粪便等排泄物后，就会散发出浓烈的臭味。正因为阿马是臭的，人们才会时常抱怨排毒时的自己臭烘烘的。我每次排毒时，右边腋窝的汗液也会散发出"浓烈体臭"。在进行普莱疗法时，你也许还会发现，自己的尿液和粪便也散发出了前所未有的浓烈臭味。如果你现在的尿液和粪便就已经很臭了，那说明你体内的阿马已经开始外溢，你绝对需要排毒了！告诉你一个或许会令你吃惊的真相，你若是体内阿马水平低的健康者，那么你的汗液、尿液，甚至粪便都不会散发臭味。事实上，我在不排毒时，根本无需使用除臭产品。
- **阿马是黏的。**正因为阿马是黏的，所以当你的身体向粪便中分泌大量阿马时就会便秘。粪便会难以移动。它会像焦糖黏在勺子上一样牢牢地黏在你体内。这也是人们在排毒初期常常便秘的原因所在。这种浑身堵塞不畅的感觉会让人们误以为排毒疗法没起作用，但这恰恰说明排毒疗法*正在发挥作用*，它正在将阿马排出体外。这时你需要做的只是给它一点点助力。这个助力就是纤维——它能帮忙清除肠道内的阿马，让阿马更容易排出体外。（这是普莱疗法的重要组成部分。）阿马也会堵塞毛孔，因此在排毒过程中，阿马的黏性会导致皮肤爆痘。如果排毒之前你就已经有便秘和成人痘的问题，阿马肯定是罪魁祸首。
- **阿马会让你疲惫。**阿马会让你的身体疲乏无力。它甚至会让你有种一直在蹚水而行之感。排毒初期，人们常会有疲惫之感，这恰是说明毒素正被排出体外。如果你现在就有易疲劳、易乏力的问题，那么你体内的阿马很可能已经过量。

- **阿马会导致体重增长，诱发慢性疾病。**我觉得这是一个有趣的研究方向：会诱发慢性疾病的体重增长与过量的卡路里摄入无关。它主要是与过量的毒性卡路里摄入有关。最近有一项研究试图证明肥胖症会导致糖尿病，研究人员也确实发现了这二者间的关联，但却无法证明它们之间有因果关系。不过，他们可以检测与糖尿病状态密切相关的谷氨酰转肽酶（GGT）水平。简言之，谷氨酰转肽酶可间接反映出一个人体内的毒素水平。该研究发现，当某人体内的谷氨酰转肽酶水平升高且体重超标时，此人就很有可能患上糖尿病。[7] 毒性反应和体重增长这两者与糖尿病的形成有关。糖尿病的形成原因不单单是过量的卡路里摄入。有些人虽然有肥胖症但并没有糖尿病，这是因为他们的身体并不处于毒性炎症状态。他们体内并没有阿马的淤积。然而，有毒性但零卡路里的人工甜味剂，不仅与肥胖症有关[8]，也与糖尿病有关[9]。这就是阿马导致糖尿病的一个例证。

为何你的医生可能不认为你需要排毒

这又引出了另一个重要的问题。你或许已经做好了排毒准备，打算清除你系统中的阿马，这很好——直到你将该决定告诉自己的医生。可能有少数医生会支持你的计划——尤其是综合内科医生〔这类医生熟悉多种不同医学门类，比如阿育吠陀医学、传统中医、功能医学、生物内生学、脊柱推拿疗法（chiropractic）和自然疗法，因此治疗方法多样〕。这些医生可能熟知毒素（阿马）积累的原理，以及相应的治疗方法。不过，另外还有许多医生——尤其是经西医训练出来的医生——可能就不那么支持排毒这一概念了。我知道这一点是因为我曾经就是他们中的一员。

许多西医医生并不理解排毒疗法的目的，而这主要是术语引起的。在西医中，**有毒的**（*toxic*）一词有其特定含义。它描述的是毒物累积至危及生命的临界状态，所谓的毒物可以是药品（比如对乙酰氨基酚），可以是能令人中毒的物质（比如酒精或海洛因），也可以是感染（比如能引发中毒性休克的感染）。西医教育告诉我们的是，中毒并不是慢性疾病发展过程中的一部分，而是一种急性状态。中毒意味着你得去医院，*立刻马上*！

因此，当你走进医生办公室抱怨"毒素"或提出自己需要"净化"时，医生听到的与你想表达的并不相同。你和医生在谈论两件截然不同的事情。你们在用同一个词**"毒素"**描述完全无关的两个问题。然而，尽管阿马并不导致医疗紧急情况，但若置之不理，不加以清除，它最终也会恶化为一场医疗悲剧。你想对其做点什么的想法是正确的。

问题在于常规的西医与综合医学之间的信息差。同时践行这两种医学模式的医生愿意相信，医疗体系是领先于科学发展的，不过科学能很快追赶上来。但西医尚未认识到这一点。西医专家必须先掌握定量证据，确定某种健康状况（比如毒性炎症状态）

的直接病因，才能决定采取何种治疗手段，因此，他们会高度关注某一特定的症状或状况，而非着眼于整个彼此关联的系统。这种方式眼界局限，且耗时更长。

即便我们知道某个观点是"真的"，也有严谨科学研究的支持，但要到几十年后，该观点才会被纳入医学院的课程体系之中。现代医学专家其实知道很多——远多于目前已在大多数医疗诊所应用的知识。医学信息数量每三年就会翻一番。（有人估计，到2020年，医学数据量将每三天翻一番！）不过，从研究阶段到纳入医学课程，再到进入临床实践，是一个极其漫长的过程，这会给医学领域带来前所未有的巨大信息时间差。正因此，当一名医生正式执业时，其在医学院所学的知识就已经严重过时了。我们所知道的永远不够多，也不够用！

我认为这一现象就是常规西医与综合医学之间出现分歧的原因所在。综合医学选择走在前列，掌握与生活方式医学相关的、不断增长的海量数据，并立刻将其中一些信息应用到临床治疗中去。例如，功能医学研究院（Institute of Functional Medicine）已经将获取最新科研数据和研究如何将其立刻投入使用列为了工作重点，避免像过去一样，要花几十年的时间，才能让这些数据进入传统的知识链，成为医学实践的标准。

这种情况会产生一个糟糕的副作用——无止息的相互指责。西医医生认为他们行医有凭有据，他们所仰赖的信息都是历经了数十年反复检验的。他们说："我是对的，因为我所践行的是在医学院所学的，是久经验证的。"然而另一方面，综合内科医生认为自己践行的才是有充分科学依据的，因为他们所运用的都是*目前*分子生物学、遗传学和营养医学领域不断新鲜出炉的最前沿信息。

他们说："我是对的，因为我在践行新的，而非陈旧过时的东西。"
这是一场大规模的拉锯战，双方势均力敌，患者夹在中间，进退
两难，不确定该选哪一方，他们想知道，"谁是对的？"问题是，
双方都是对的。

就他们行医时所仰赖的知识而言，双方都是对的，因为无论
是久经验证的还是全新的医学知识，都有相应的论据支撑。一个
家庭医生使用的可能是他 25 年前在医学院学到的知识与有效技
术，另一个（我认为自己属于这一种）所使用的则是医学院会在
25 年后教授的。我们都是对的，只是"对"在不同的历史时期。

旧有方式的消亡通常需要历经数个世纪，但在现代，信息万
分迅猛地扑面而来，让这两种不同的"对"可以共存于同一时期。
这种状况是前所未有的。

这对你而言意味着什么？现在的患者生活在双重的医学现实
中，医生也是如此。谁对谁错取决于被问到的问题。

给你一点方向：

1. 如果问题是"针对我目前的症状应该用什么药？"
   那么西医医生的答案很可能是对的。
2. 如果问题是"我如何才能不吃药就治好病？"那
   么综合医生的答案很可能是对的。

现在，生活方式医学的一些观念正变得越发主流，比如谷蛋
白与自身免疫性疾病有关，冥想有助于治疗心血管疾病，以及糖
与心脏病有关。有趣的是，随着这种改变的发生，过去认为我在
施"伏都巫术"的同事们也主动找到我说："好吧，我想你可能确

实是对的吧……*现在看来*。"好像我的观点过去都不对一样。不过，他们的思路也很合理，毕竟过了这么多年，才终于有了足够多的医学界人士为这些观点背书，因此，他们更愿意认为它们的正确性是从*现在*才开始的。但当我自己患病，成为听诊器另一端的患者时，我可是一刻都不愿意等的。

我希望你们能了解现代医学的整个现状，希望这有助于解释当代医生与患者所面临的种种困惑与沮丧。我的患者有时会找到我说："我的私人医生为什么不告诉我这些？为什么不站在我这边？"西医医生并不是故意与你作对，他们只是在按他们所知的医学行事。我也只是在践行我所知的医学知识——讽刺的是，其中很多知识业已存在了 5000 年，但现在才开始逐渐得到证实，证明其符合西方的科学标准。

我知道这一点会令所有人感到沮丧。许多医生不愿意推荐他们未在医学院或继续深造时学到的东西。许多患者并不想知道医疗决策所依据的科学中究竟有多少不确定性。但这种不确定性是真实存在的。我们还在不断学习，我们不知道的还有很多。你如果能接受这种不确定性，就能拥有大量的个人自由，同时也得承担大量的个人责任。它会将你的健康交回你的手中。它会将重点从医生处方的内容转移至你餐叉末端的食物。

最重要的是：如果不排毒（我的意思是，如果你不做点什么清除掉积累在自己身心中的过量阿马），那么无论你是想减重，想治疗神经系统疾病，还是想要恢复精神、活力与健康，都会困难重重。如果你能定期清除阿马，就能强化体内的天然排毒通路，为你的身体提供充分运转体内系统所需的微量营养元素。这能大大降低减重成功，以及重获清晰思维与健康的难度。

阿马：西医中的线索

虽然西医中目前没有一个明确与阿马对等的词，但我相信未来会有的。最近最令我感到振奋的就是分子毒理学领域的一些进展，该领域研究的是化学物质对活的生物体的影响。我预测在未来十年内，我们对阿马是什么，以及阿马在我们体内各层面的运作方式都会有更清晰的科学理解。分子毒理学的研究正在逐步证明，毒性物质即便量少也可以诱发慢性的细胞功能障碍。而这个量可以少到以纳克计（一纳克等于十亿分之一克——少得不可思议）。这属于细胞层面的中毒（比如急性酒精中毒或对乙酰氨基酚中毒），这种毒性物质与医学院教我鉴别的那类毒素截然不同。我相信分子毒理学研究能够从分子层面"发现"阿马的定义，这将帮助所有内科医生理解阿马的重要性。分子毒理学甚至有可能帮助西方医学发现阿马在分子层面的子分类，或者阿马在人体生物化学变化中的其他表现形式，从而完善阿育吠陀医学中的阿马概念。阿育吠陀医学用古老的知识解释了阿马这一令众多现代人备受煎熬的现象，而分子毒理学也将为这一古老的知识增加可信性和科学性，从而帮助主流科学找出应对阿马的更佳方式。

回到开头的那个问题，普莱疗法是一种排毒疗法吗？是的——也不是。它能帮助你的系统进行深层排毒，但又很可能与

你以前尝试过的任何一种排毒疗法都不相同。这是因为，它排出的是牢牢根植于你身心的阿马，这才是普莱疗法的真正目的。

然而，你体内的阿马所做之事十分复杂，影响你生活的方式也多种多样。为了让你充分理解这一点，也为了给你接受普莱疗法并改变身体所需的动力，我想先让你知道在你的大脑、胃及整个身体中正在发生些什么。我想让你了解这一科学，了解普莱疗法为何远不止是一种排毒法——它是在科学研究与结果的基础上对你生物化学变化范式的改变。我想从真实的细胞层面为你揭开普莱疗法能够改变你的原因。

第二部分

普莱科学

第三章

神经适应、食物成瘾与你的大脑

大脑能够适应环境。这是大脑最出色、也最攸关我们生死的能力之一。大脑会随着环境的改变而改变。这一过程被称为**神经适应**，我作为一名神经科医生，觉得这是大脑最令人着迷——也最令人沮丧的特性之一。如果你正深陷在食物成瘾的泥沼中，或是体重超标，或是觉得自己的大脑没有发挥出最佳状态，那么主因之一就是神经适应。

神经适应是一种复杂、有用的大脑功能，但也给生活在现代社会的我们带来了很多麻烦。你若有过无论任何节食方法都无法长期坚持的问题，那它就是主因。在我说"你的顺序反了"时，我的意思是你将与神经适应开始一场艰苦卓绝的斗争。在你正确调整好自己大脑的内部环境之前，任何企图改变外部环境的努力，包括节食、锻炼等改变生活方式的尝试，都会异常艰难，甚至毫无胜算。我想让普莱疗法为你服务，但要做到这一点，你必须先了解自己目前所做的这些为什么不管用，以及我将教给你的方法为什么会管用。

神经适应是什么？

神经适应这一了不起的能力让大脑得以适应你对自己身体所做的任何事情。大量摄入糖？你的大脑会适应，它会找到新的平衡，允许糖的存在。大量摄入咖啡？你的大脑会适应。吃药？你的大脑会适应。每天锻炼？你的大脑会适应。长期承受压力？你的大脑会适应。这种适应可能是不稳定的，这种不会持久且相对不稳定的平衡状态被称为**应变稳态**（*allostasis*）。不过，你的大脑知道，若你不停改变游戏规则，那么就只有这种不稳定的平衡才能帮助你生存下去。

不过，神经适应既可能对我们有利，也可能对我们不利。你可以通过药物依赖的例子了解其是如何不利于我们的。许多非法药物还有酒精都会令大脑释放多巴胺，从而产生快感。许多令人愉快的事情都会刺激多巴胺的释放，但在非法药物与酒精的刺激下，多巴胺的释放量会剧增，因此所产生的快感也会远大于吃点甜甜的葡萄或趁风和日丽到公园散个步等事情。对你的大脑来说，如此大量的多巴胺是不正常的，即便你此刻的感觉是快乐的，大脑也会倍感压力。如果这种极端快感反复出现到一定程度（比如习惯性用药或饮酒），你的大脑就会做出调整，关闭部分多巴胺受体，再次为自己创造出更正常、更稳定的环境。出现这种情况时，你就无法再充分使用或感受体内释放的所有多巴胺了，因为你可用于感受它的受体减少了。你的大脑正在做出适应性变化，削弱它认为不正常且有压力的快感。这就是同等数量的药物或酒精所带来的快感会越来越少的原因。大脑的目标是达成了，但这并不一定是个长期有效的策略，因为这种应对策略通常无法令成瘾者停止服用药物或饮用酒精——只会让他用得更多，从而刺激大脑关闭更多的多巴胺受体。这样一来，任何东西都无法让此人感受到原本应有的快乐了，即便他最终戒掉了药物或酒精，也只会感觉一切更糟了而已。工作中的多巴胺受体数量减少后，甜甜的葡萄和悠闲的散步就再也无法给你带去你曾在药物或酒精成瘾前因它们而感受过的快乐了。这会带来糟糕的感觉——戒断症状。

这种状况常见于医生给患者开具止痛药时。我们给患者开的是一定量的止痛药，但因为大脑会不断关闭受体，患者对止痛药的需求会不断增加。慢慢地，相同剂量的止痛药就再也无法提供同等的止痛效果了。这是因为该药物释放的神经递质太过极端，身体只能通过减少受体数量来应对大脑内化学反应的压力变化。治疗帕金森病的药物也会刺激多巴胺受体，催生同类状况。当患者长期服用此类药物，药物疗效就会不断下降，神经科医生就只能不断给患者加大剂量。

这不是一本关于药物成瘾的书，不过，你或许已经据此推断出药物和酒精并不是唯一具有成瘾性的物质。烟草和咖啡因也会，某些食物也会。如果你曾经怀疑过自己是否对糖、脂肪、芝士或垃圾食品"上了瘾"，那么你当时的思路是正确的。事实上，食物中的许多物质都会对神经系统产生十分类似于药物影响的作用，尤其是那些在形态和数量上与其自然状态时相去甚远的食物（精加工过的食物）。它们会制造出极端的愉悦反应，远远超过该食物本应引发的反应，为了应对过度愉悦造成的压力，大脑就会做出相应调整。

对你的大脑来说，你是狂吃糖果、薯条，还是狂吸可卡因，狂注射吗啡，感觉上并没有多大不同。就连正电子发射型计算机断层显像扫描（PET scan，可以让医生看到器官和组织的成像）的结果都很类似，亮的都是相同脑区。若是极度肥胖者，这种大脑相似性甚至更为惊人。这是因为肥胖者体内已经出现了对糖的神经适应，而这与对可卡因的神经适应几乎一模一样。同样是上瘾的大脑，看上去并不会有什么不同。

下丘脑 – 垂体 – 肾上腺（HPA）轴

压力对身体的影响过程与下丘脑 – 垂体 – 肾上腺轴有关。下丘脑、垂体和肾上腺是身体内管理压力的三大主要腺体。当大脑感受到压力时，会发信号给下丘脑，刺激其释放促肾上腺皮质激素释放因子（CRF），该因子会作用于垂体上的受体。垂体收到这一信号就会释放促肾上腺皮质激素（ACTH），该激素会作用于肾上腺上的受体。收到这一信号的肾上腺会释放皮质醇，皮质醇是一种类固醇激素，会引发身体的多种生理应激反应。总的来说，该过程可以让你跑得更快，跳得更高，反应更快。它们会干扰你的消化功能（因为没人能在紧急情况下好好享用美食），会将血液输送至你的肌肉，提高你感官的灵敏度。

这种情况原本是不会持续太久的。一旦血液中的皮质醇达到一定浓度（让你拥有针对应激源做出恰当反应的充足时间，比如后跳到路缘上，避开疾驰的来车，或在董事会面前结束演讲），肾上腺就会发出"问题已解决"

的信号，通知下丘脑和垂体停止释放促肾上腺皮质激素释放因子和促肾上腺皮质激素。最终血液中的皮质醇会被代谢掉，你会重归平静，你的身体会回归正常的无压力状态——一种被称为**稳态**（*homeostasis*）的平衡状态。

然而，当你的身体长期处于压力状态，或者过度频繁地感受到压力（成瘾状态下就会如此），你就会丧失对皮质醇信号的敏感性。你的下丘脑和垂体会持续不断地通知肾上腺生成皮质醇，直到它们再也分泌不出更多的皮质醇，最终，因为持续的皮质醇供应，你血液中的皮质醇水平也将持续高于正常水平。你长时间处于紧张状态，一直处于神经适应过程中的身体会努力在糟糕的状况下做到最好。它会通过改变你大脑内的化学反应（甚至改变你的行为）来实现新的平衡，但这种平衡是有害的，会引发健康问题。这就是**应变稳态**，这种状态是通过改变身体的物理和化学变化来适应慢性应激源。它是稳定的，但不如稳态稳定。我甚至会称其为疾病前状态。

在现代社会中，我们的神经适应从来都不是为了生存。当曲奇饼干、芝士汉堡或龙舌兰酒所能给我们的满足感降低，我们就会想要更多、更多、更多。我们想要再次获得曾经的快感，但曾经给予我们的快感量如今再也无法满足我们了，归根结底，我们的多巴胺受体减少了。我们正在与大脑作战——我们想要的（获得快感）与大脑想要的（创造大脑正常运转所需的稳定环境）截然不同。

你可能觉得食物也能产生如此影响简直不可思议。食物又不是治疗帕金森病的药物，不是止痛药，不是海洛因或冰毒，也不是一瓶苏格兰威士忌。但食物确实能产生与它们基本相同的作用。现代加工食品对我们身心的影响都太过强烈，这种过度的强烈是不健康的，我所说的*不健康*，远不是缺乏营养、卡路里过剩或人工成分过多这么简单，而是食物会改变你的大脑功能。披萨饼、芝士松饼、巧克力碎曲奇饼干等高糖、高脂食物所给你的丰盛快感会刺激大脑减少多巴胺受体，这样一来，你就再也无法从相同数量的糖与脂肪中获取到同等的快感了，你必须得吃得更多。结果就是：成瘾。研究显示，极度超重者与瘾君子、酗酒者一样，他们的多巴胺受体数量远远低于非成瘾者。[1] 这就是神经适应，它只知按照曾经能够让你幸存并正常生活的方式工作。

如果你试图戒掉成瘾物质——糖、脂肪、垃圾食品、酒精、药物等等，那么你所能剩下的就不仅仅是无法给你快感的物质，还有所剩无几的多巴胺受体。这意味着那些能够让健康的非成瘾者感到快乐的东西（比如少量的甜食、少量的高脂食品、一杯葡萄酒或浪漫的一夜）突然对你不再起任何作用了。猜猜看，当你试图节食时会发生什么？戒断症状。这会给你带去痛苦、疼痛、抑郁，以及想要摆脱痛苦、疼痛、抑郁的强烈欲望。你想要重获快乐，但你现在甚至都顾不上快乐了——你得先摆脱痛苦，努力回归正常。你想要重拾过去的感觉，回到暴饮暴食或只为某些快感而活之前——但你此刻只知道一种让自己好过的方法，那就是加大成瘾物质的剂量。这是唯一能让你摆脱痛苦的方法。这就是那么多成瘾者在戒断后又复发的原因所在。

成瘾是什么？

《精神障碍诊断与统计手册（第四版）》（*DSM-IV*）制定了每一类心理问题的分类标准，根据该手册，在以下七种症状中，如果一个人表现出了至少三种，那么他就是成瘾了。尽管该手册并没有明确地将食物列入成瘾物质，但我已在前文中举例说明了食物多么容易具有成瘾性。当你读下文时，可以将物质一词替换为食物二字，或是会令你欲罢不能的具体食物的名字，看看它们是否能引起你的共鸣：

1. 努力尝试仍无法减少某物质的用量。

这种情况我见过很多。人们即便知道自己在暴饮暴食，知道这样做不仅有害健康，还会对自己的生活方式产生负面影响，仍然一直选择用食物来帮忙应对压力或负面情绪。

2. 某物质的用量超过了自己原打算服用的量。

这种情况在暴饮暴食的人身上很常见。

3. 花费大量时间获取、使用该物质，以及从该物质的影响下恢复。

当人们沉迷于食物，暴饮暴食，事后又觉得自己需要恢复时，就会出现这种情形。

4. 使用该物质的时间越长，达到理想效果所需的用量就会越多。

我前面讲过，多巴胺受体的减少就会导致这样的情况出现。事实已证明，超重者确实会有此遭遇。

5. 放弃与亲朋好友共同进行的例行活动而选择该物质。

当人们羞愧于自己的饮食习惯或暴饮暴食时就常常出现这种情况。他们在人前只吃一点沙拉，但私底下却会暴饮暴食。

6. 停用该物质时会出现生理或心理上的戒断反应。

这些本质上都是排毒不适症状，是任何人在戒断成瘾物质时都必然会经历的，就连普莱疗法过程中都会出现某些这样的症状，只是这些症状会比突然彻底停用成瘾物质时的症状温和很多。

7. 不良后果对其使用该物质的模式没有任何影响。

据我观察，这或许是食物成瘾最显著的特征之一。即便患上了会缩短寿命的慢性病，人们也无法停止暴饮暴食或做有害于自己的食物选择。超重令他们苦不堪言，但他们无法只是为了恢复正常的感觉而放弃吃高糖、高脂之类的食物。

幸运的是，即使你对甜甜圈、培根或玛格丽特酒上了瘾，且自以为已经无药可救，你仍有一线生机。你可以重新训练自己的多巴胺受体，再次激活它们，让它们恢复正常，这样，你就可以重拾过去的感觉了。不过，这一过程需要时间，也需要坚决。如果能连续12个月左右"不碰成瘾物"，大脑就能重新适应正常状态，你也就有很大几率维持住这种状态。如果有工具可以帮你轻

松地做到"不碰成瘾物",那你就能真正断瘾。(如果你觉得 12 个月的等待对你来说太长了,不要害怕——普莱疗法能够让你立刻产生显著变化。12 个月只是大多数人完全恢复正常状态所需的时间。)当然,你的身体会一直记得曾经剧烈的多巴胺反应,正因如此,曾对药物、酒精或精制糖等食物上过瘾的人,哪怕只再碰一点点这些成瘾物,也往往会旧瘾复发。不过,你越是努力地重塑健康身心并增强大脑毅力,那些成瘾物对你的诱惑力就会越弱。你会对舒服、强健的感觉,以及对自己的自控力(健康地)"上瘾"。这听起来很不错,不是吗?

神经适应与饮食

吃本应该是件舒服的事,而你现在可能正与之苦战,究其原因只有一个,你正处于应变稳态中。出问题的不是神经适应,而是我们为自己创造的环境,以及大脑为在这样的环境中生存所做出的努力。我们身边有太多的加工垃圾食品,糖、盐、脂肪的美味混合物无处不在,而且这些食物中的糖、盐、脂肪含量远远高于任何天然食物中的含量。我们生存所必需的那些物质在垃圾食品中的分量与形态都与其在自然状态下的相去甚远。垃圾食品中的糖、盐和脂肪都过于多了——最甜的糖、最多的脂肪和最咸的盐。垃圾食品是将食物(至少从生物化学角度看)转化为了成瘾性药物。

神经适应给我们的一线生机

光听神经适应这名字，你可能就不希望它存在，但我们其实都应该感激它。尽管有时在我们放纵自己时，它会产生一些令我们难以忍受的影响，但它的初衷还是鼓励我们做一些可增强我们生存能力的事。曾经，成熟的果实不是一年四季都有，人类不得不四处寻觅，不得不找到多少吃掉多少，在这样的环境中，嗜糖无疑是有益的。当我们的身体需要依靠脂肪来维持大脑功能或取暖，而树上正好有成熟的牛油果或椰子时，或者当冬天来临，人类为了生存不得不狩猎油脂多的大型动物时，嗜食脂肪是有益的。嗜盐也是有益的，它有助维持我们体内的电解质平衡，在水资源短缺时期还有助于预防脱水。神经适应在为物种的存活助力。四处走动，吃一个牛油果，吃一个梨，或是做爱，都是对我们有益的事，在做此类事情时，大脑会释放不多但恰到好处的多巴胺，让我们感觉舒服，让我们还想再多做一些相同的事情。更多的锻炼，更多的水果，更多的爱。在曾经那段难觅天然糖、天然脂肪与潜在伴侣的岁月里，神经适应力度虽轻但恰到好处地推了我们一把，让我们主动去追寻这些东西。

更糟的是，垃圾食品一年四季都有，而且十分便宜，让人很难躲避或抗拒。现在已不存在需要"找到多少就吃掉多少"的情况了。如今，人们仍然喜欢吃牛油果、椰子等水果，喜欢吃肉，喜欢吃天然海盐等健康的盐。这些东西仍能激活我们的快乐中枢，但它们对快乐中枢的作用力与它们的极端加强版相比就是天壤之别了。那些本是为了帮助你生存而发出的信号正在失控。正常情况下，这些信号只会激发少量、温和的多巴胺反应，告诉你，"嘿，这些水果就快过季了，你可能会想要再多吃一点"，或"我们不知道你什么时候还能再摄入脂肪，所以今天这头水牛你最好尽情享用"。而在过度刺激之下，多巴胺的大规模激增就会频繁出现。如果你只是偶尔吃几口巧克力，偶尔吃一点曲奇饼干或炸薯条，是不会引发这种极端情况的，但许多人的摄入量过大（因为他们的身体在发出想吃更多、更多、更多的信号），就会令多巴胺过度激增，给自己的生理机能施加极大压力，更重要的是，也会给自身的神经化学变化制造极大压力。这样产生的愉悦感是极不稳定的，但也能很轻易地让你"嗨起来"。

令你快乐的食物吃得过多会造成压力，你一旦陷入这种压力循环，外部应激源就会刺激你不断寻觅这些能让你感到快乐的事物，这又会进一步加剧压力。有些人特别容易受此影响——童年创伤会让你的下丘脑－垂体－肾上腺轴对刺激更敏感，当下的情绪波动（结婚、离婚、新工作或新生儿）也会让你更难抗拒那些看似能暂时减少压力（实际是增加压力）的行为，比如过度饮酒或暴饮暴食。你的感觉和发生在你身上的事情会直接影响到你的生物化学变化，若不真正认识到这一点，你想在生活出现波动时做些有益于健康的改变就会难上加难。

2002 年《自然神经科学》（*Nature Neuroscience*）刊登了一篇

有趣的文章，研究对象是可自行服用可卡因的猴子，研究主题是社会优势对它们的影响。在让这些猴子居住在一起后，处于优势地位的猴子自然而然地增加了自身的多巴胺受体数量，并且服用可卡因的可能性降低了。处于服从地位的猴子并没有因为迁居新住所而增加多巴胺受体数量，与此同时，它们主动服用可卡因的可能性增加了，这显然是一种应对新环境的机制。该研究的结论是，环境变化可引发重大的生理变化，导致生物体行为改变，包括更易成瘾。该研究的主体是动物，不涉及意志力这一因素，因此它清楚地证明了生物化学变化与压力这两者对成瘾行为具有强大的影响力。

令人遗憾的是，尽管食物成瘾是与药物成瘾一样切实的存在，但医生与其他健康专家通常不会将之当作成瘾来对待。他们的态度是，超重的人"只要停止暴饮暴食就好"，而该要求根本没有考虑到食物成瘾者当前的生物化学变化。这样的要求根本不现实，只会令成瘾者感觉更糟并加重他们的压力与孤独感，最终令问题加剧。

或许你觉得自己并没有上述问题，你的生活尽在自己掌控之中，你感觉挺好，既没有那么胖，也笃定自己不会放弃任何喜欢的食物（比如睡前红酒、芝士或曲奇饼干），因为它们对你有益（或者你自认为它们对你有益）。但临床经验告诉我：如果你减不下去体重，或者已经超重，你就是上瘾了。如果你长期觉得疲劳、头脑不清晰或难以集中注意力，你就是上瘾了。如果你觉得某样食物能（暂时）让你感觉更好，因此戒不掉它，你就是上瘾了。在美国，食物就是最大的瘾。这个问题并不罕见，它很容易发生，也没有什么好羞愧的。我们解决得了。

或许你现在更清楚自己为何总也减重不成功了，原因并非你原以为的缺乏意志力。屈服于欲望和成瘾反应只是为了从生物化学的垃圾中逃离，而这些垃圾的成因在于，你为了从中逃离而反复激活了愉悦反应，但你是无心的。这就是为什么我的患者会对我说："我不知道自己为什么要吃这个。我不知道我为什么要这样对自己。"看到这样的成瘾者时你可能会想，"但你的肝脏都快不行了，再加上胃溃疡，你怎么还敢喝酒？"或者会想，"但你都是患有 2 型糖尿病、高血压和动脉硬化的病态肥胖了。你怎么还敢暴饮暴食？"答案很简单：这些人（你可能也在其中）正在用他们唯一知道的方法逃离自己所处的高压环境——这种环境往往是他们自己无意间创造的，刚开始他们只是为了借助该物质（食物、酒精、药物）逃避压力而已，反复之下就变成了现在这样。如今他们不再追求快感，只想找回正常的感觉。这些成瘾物质已经无法提供显著、长期、有效的缓解作用了，但它们又是成瘾者唯一可用的缓解痛苦的方法。这也就难怪酗酒者、吸毒者和食物成瘾者做不到"只要停止就好"了。

给医生的特别指示

　　无论你是苦于体重问题的普通人，还是治疗体重问题的健康专家，我都想向你强调一点：这是一种生物化学现象。医生会对糖尿病患者说"你怎么回事？你别让自己的血糖升得太高不就好了？多分泌点胰岛素啊！"吗？会对酗酒者或吸毒者说"别再喝就行了"或"立刻戒掉海洛因就行了"吗？当然不会。要真是这么简单，那些正被瘾摧毁着生活的人们也不可能故意不听从这些建议了。事实正好相反，药物成瘾所引发的生物化学变化是可能致命的，因此药物成瘾者都需要住院接受长期的治疗与严密的监控。若你所爱之人中有任何成瘾者，你就能直观地了解到瘾对人身心的控制力有多么强大。

治疗食物成瘾需要我们付出远多于现在的同情心。食物成瘾格外难以治疗的原因在于，社会是接受暴饮暴食和吃垃圾食品的。而且与其他成瘾物质不同的是，垃圾食品的广告随处可见。想象一下，看到一个 99 美分海洛因的广告牌是什么感觉！是我们自己让成瘾性食物变得唾手可得、极其便宜，而这不仅不公平，还很残酷。更重要的是，我认为，作为一名内科医生，若是看着超重患者的眼睛告诉他，这个问题凭意志力可以解决，那不仅不专业，更不道德。每当想起那些在生活其他方面有所成就的患者，我都知道食物成瘾并没有改变他们本来的样子。他们只是出了点生物化学问题。我们正在将所谓的违规者边缘化，却不考虑他们违规的原因！

在其他公认成瘾问题的治疗方面，明明已经有一些验证有效的人性化疗法，我不明白内科医生为何不将它们用于治疗食物成瘾。若你能向面前的患者传递出认同与同情的信号，就能直接帮助其缓解应激反应，而这能让改变严重的不良习惯变得更容易一点。跟患者说"但是少吃一点很容易啊；你的生活好不好就看你做不做得到了"，根本毫无帮助。从人性的层面来说，羞辱他人于任何人都无益，它甚至会增加改变的难度。感到羞耻的人会退缩。他们受够了别人的评头论足，于是自我隔离，独自照料自己的快乐中枢。医生及其他健康专家必须停止羞辱患者，停止对其评头论足，并开始帮助他们克服成瘾周期内的不良生物化学变化与心理状态，否则医患之间只会鸡同鸭讲。这无益于患者的痊愈。

普莱疗法与神经适应是合作而非对抗关系

你可以像在戒毒所内戒毒的瘾君子一样，借助外力完成节食，但不幸的是，大多数成瘾者都会复发，哪怕是在彻底戒断之后。节食者也不例外。除非……除非用温和的方式让你的大脑慢慢从适应性状态中解脱出来，让多巴胺的激增速度一点点减缓，激增水平一点点降低，直到它们能重新对健康食物做出适当反应，同时又不会引起你太大的不适。与神经适应合作而非对抗的意思是，实现无压力、无创伤的戒断。无论成瘾物质是什么，若能采用循序渐进的方法去戒除，就会显著降低大脑适应过程中的痛苦之感。

这就是普莱疗法的基本原理，它是一种暗中进行的方法，目的是抑制神经适应可产生的成瘾作用。原因如下：

普莱疗法可以抑制应激反应

首先，我们将抑制应激反应，以此削弱食物所带来的快感激增对多巴胺通路的激活作用。要做到这一点，方法很多。主要策略之一是借助草药南非醉茄，这是我用来镇定大脑的最强效工具之一。食物也可以成为你的同盟。举个例子，你可以在刺激性食物中添加一些能够抑制食欲的成分。用天然盐（特别是富含矿物质的喜马拉雅岩盐）代替普通食盐，用印度酥油（澄清黄油）代替普通黄油或人造黄油，用椰子棕榈糖代替精制白糖，这些做法都有助于抑制快感的激增。替换后的食物仍然很好吃——咸的、含黄油的、甜的——但不会对你的多巴胺水平产生原来那般剧烈的影响。这些都是微小的转变，无需你做任何放弃，却能给你带去巨大的影响，帮助你摆脱成瘾，重归平衡，让你的大脑和身体重新"渴望"更健康的食物选择。而这同样不需要意志力。

当这种抑制作用生效，你一直嗜食的食物就不会再有原来那么大的影响力了。当你的身体从应变稳态恢复为稳态时，你对这些食物的渴望就会越来越少，越来越弱。你吃到它们时，仍然会有愉悦反应，但不会再如以前那般极端，对于你原本以为自己会暴饮暴食的食物，你会开始吃得越来越少。最终，再吃到高糖和/或高脂的食物时，你就不会立刻出现成瘾反应了。你不会再受困于自身对应激反应的反应之中，得益于此，你不必再活在一触即破的气泡中，时时刻刻胆战心惊，害怕就吃一口糖、一口碳水化合物或一口脂肪都能让你重新堕入暴饮暴食的循环。你是能够彻底断瘾的。只要你别再一次过度激活你的愉悦反应，你就可以适度地享用这些食物，也可以从它们的天然形态（比如水果、全谷物和植物脂肪）中获取到远比之前多得多的快乐。换言之，你将养成过去自以为不可能养成的健康饮食习惯。它能让你感觉到正常，而非失控。

普莱疗法能令多巴胺中枢正常化

我们会让你的多巴胺中枢恢复正常——如果你的多巴胺受体减少，就无法产生和过去一样的愉悦反应。此外，我们还会为你提供其他的应对策略，减弱你对愉悦反应的需求。我会给你一些别的镇定身体的简单方法。情绪上的痛苦减少，想用食物来减轻痛苦的欲望也会削弱。

方法之一就是冥想，后面我还会更详细地谈到。从生物化学的角度来看，冥想可以很大程度改变人体应对压力的方式，以及大脑对压力的反应。我有一位患者，她在开始普莱疗法短短几周后对我说："天哪。我从未感受过父母的爱。他们并不想生下我，这个事实一直纠缠着我！"身体状态的改变，不仅让她终于认清了这一点，还让她能够有效应对并最终释然。随着排毒过程的推进，这些心结会自然而然地解开。人们会渐渐明白，一些根深蒂固的童年创伤会令他们变得比他人更容易成瘾，他们也终于能够利用过去无法使用的方法来解决这些问题。当你的精神与肠道越发强大，你也会越发坚韧，越发能够解决过去让你感到压抑的种种问题。

后文中，我还会详细介绍被称为**适应原**（adaptogen）的一类草药，它们能帮助下丘脑–垂体–肾上腺轴和多巴胺通路恢复正常。婆罗米对多巴胺通路有益，南非醉茄（一如我之前提到过的）能帮助下丘脑–垂体–肾上腺轴恢复正常。这里还有一个技巧：记嗜食欲望日志。当你产生嗜食欲望时，花几分钟想一想该食欲从何而来，并将其记录下来。这往往能让我的患者发现一些重要且惊人的真相。起步可能很难。你可能会想："我只是想把这块曲奇饼干吃掉而已。我不知道这是为什么。"当你放慢速度，经常反思这些食欲的诱因时，其中潜藏的心理学影响因素就会浮出水面。你会知道真正触发你下丘脑－垂体－肾上腺轴的是什么，也会知道你试图借助食物逃避的又是什么。他们总能有出乎我意料的发现。

有时，我的患者告诉我，他们发现那些原以为已经解决的事情其实一直积压在他们心底，且一直蠢蠢欲动。这类训练的目的是，将这些心理影响因素从未知的、潜意识的思维区域转移至已知的、显意识的思维区域，让你能够更容易地控制它们。记嗜食欲望日志是一个更有效的工具。有了它，或许你在伸手去拿曲奇饼干或汽水时，你就会知道：**我想吃这个是因为我很孤独。我想吃这个是因为我很生气。我想吃这个是因为我悲伤至极。**知道原因能极大地左右你的反应方式。再加上普莱疗法提供的饮食等其他支持，你或许就能做出曾以为不可行的更健康的反应了。

普莱疗法会重新校准微生物组（microbiome）

最后，我们将改变你肠道细菌的组成，它们会直接影响你的食欲及肠道工作的好坏。我们将修复因压力而瘫痪的消化道，并且对生活方式做几个简单的改变，好平衡你的微生物组，更好地控制你的嗜食欲望。这是普莱疗法的重要组成部分。

最初触发成瘾过程的是多巴胺的激增和下丘脑－垂体－肾上腺轴的激活。食物最特别的一点是能够改变你的肠道菌群，在这一点上其他任何物质都无法与之匹敌，因此我认为食物是所有物质中最具成瘾性的。你体内生活着另一群生物，它们构成了你90% 的 DNA（脱氧核糖核酸），如今，它们失去了平衡，正渴望着那些你似乎无法戒掉的食物。你真的有瘾了——无论从神经化学的角度来看，还是从肠胃的角度来看。你的大脑和肠道正在密谋与你作对。普莱疗法中所用到的每一种食品添加物都有助于抑制应激反应，令多巴胺受体恢复正常，同时还能提升消化效率，让微生物组对身体更友好。（我将在下一章详细探讨这个问题。）

我们将从各个角度应对这个问题，所有应对策略都要与你身体的天然适应反应合作，而非对抗。我们*绝对*不会一开始就要求你少吃多运动。当你自己觉得需要少吃多运动，且身体做好了迎接这些改变的准备，它们就会自然而然地发生。普莱疗法所使用的技巧远不止上述这些，但都很简单，也很经济，借助这些技巧，它能将你的身体推入到新的稳态。随着波峰降低（同时波谷上升），你的下丘脑 - 垂体 - 肾上腺轴的反应就会趋于平缓，不再给你的体内注满应激激素。走到这一步，真正的改变就会开始出现。只要你能控制住神经适应，不让自己被嗜食欲望与食物成瘾所控制，你就能察觉到自己身心的切实转变。你对自身行为的控制力就会增强。至于你爱吃的食物呢？无论你此刻对它们是什么感觉，之后都会改变的，而且无需你有意识地逼迫自己。

第四章

重要的不是你吃了什么，而是你消化了什么

你的大脑是食物成瘾的关键要素，但影响你食物选择的是另一个要素。它有可能干扰到你健康的方方面面，但也能为你铺平道路，实现全面的健康、自制与生活方式的有效转变。这个要素就是消化。

古代内科医生知道一件现代医生才刚刚开始懂得的事：实现整体健康（包括解决体重问题、慢性疾病和大脑功能障碍）的最重要因素之一就是消化系统的健康。阿育吠陀医学有句老话是这样说的："重要的不是你吃了什么，而是你消化了什么。"这是阿育吠陀医学的一个基本理念，也是普莱疗法的关键理念。

消化影响着你的一切。强健的消化道可以从食物中提取营养物质，为你的活动提供能量，构建和修复你的身体，清除你体内的毒素，并给你的大脑充电。消化不良会令你从头到脚都出现毒素堆积（阿马堆积）与组织炎症。消化不良是所有慢性病的先兆。健康始于消化，疾病始于消化障碍。普莱疗法能帮助你恢复消化系统的吸收功能，并将毒素正确、及时地排出体外，若不这样做，你就无法获得健康，更不用说减轻体重和清醒头脑了。

这一点至关重要，因此我想先让你了解消化系统是如何影响你的身体与情绪的，这样，你才能更好地理解普莱疗法，理解它为何能让你的身体机能恢复到自然的状态。你可能还不习惯通过观察情绪来掌握自身的消化状况，但这种方法古已有之，且发展得十分完善，请继续跟随我看下去。你对古老消化观的了解越多，就会越清楚进入你体内的食物会有怎样一段漫长而奇妙的旅程。

消化之旅

消化道是人体中具有十足魅力的一个部分。它本质上是一条管道。一端是口腔，另一端是肛门。它贯穿你的身体，又与外界相通，具有进行身体内外物质交换的机制，这些机制是高度受控且受到重重保护的。你可以拿起任何食物（或饮品、药片，甚或是不可食用的小东西，比如某些医疗探查程序中会用到的胶囊相机），从这条管道的一端扔下，然后在它从管道另一端排出时一把抓住（也许戴上手套？）。这是一条蜿蜒曲折的管道，长30英尺（约合9.1米），从它的一端到另一端会发生很多事情，因此，这段旅程可能要花上一些时间，不过，若是一切进展顺利，进去的东西最终都会离开。只是它们的形态可能会有所改变，可能会丢掉或增加一些部分。

这条管道由不同部分组成，但这些部分彼此之间有诸多相似之处。它们的形态或许不同，但也只是少许的不同，并非天壤之别。你口腔内的组织与胃肠道其他部位的组织非常相似。它们的目的都是制造屏障保护你的身体内部，分泌物质促进消化，以及吸收营养物质，这就是一些药物和维生素舌下含服（舌下给药）也能发挥疗效的原因。下面我们会分别看一看消化道的各个部分，了解它们的工作方式，并介绍阿育吠陀医学的相关观点。

消化力与好味道

品尝食物可能看似只是为了快乐，但它能够影响到你消化功能的好坏。口腔与神经系统之间存在重要的连接——包括肠道分支和中央（大脑）支。味道对大脑来说是一种强烈的信号，能告诉它应该让肠道分泌哪种消化酶，进而让肠道做好接收该食物的准备。因此，液态或粉状的草药会比片状的更有疗效，因为你能够尝到它们的味道。比如，我们在普莱疗法中用到的那些香料，它们的味道都可以向大脑发送信号，大脑据此让肠道做好迎接它们的准备，从而更好地消化它们。

口腔

消化道始于口腔。口腔是通向肠道的窗口，是这条管道的开口，也是身体为了吸收营养物质而开始分解食物的第一处。当然，分解食物就是牙齿存在的原因。当你用牙齿咀嚼食物时，口腔会释放唾液，唾液中含有可启动消化过程的酶——主要是消化碳水化合物的酶，这种酶可将碳水化合物转化为糖。咀嚼的时间越长，效果越好，碳水化合物的消化就越容易。口腔里还有大量细菌，它们不仅会分泌酶，还会释放气味，排出废物。细菌生活在你的牙龈下，而且就如肠内一样，口腔中也有菌群，它们可能对你有益，也可能对你不那么有益，比如释放出难闻的气味（你的口气可能散发着硫磺味，或者更糟的气味），以及加剧炎症（包括牙龈炎症和身体炎症）。

口腔内还有一个特别有用的消化健康晴雨表：你的舌头。你的身体会通过舌头排出废物，因此舌头的状况，尤其是早起后的舌头状况，能很大程度反映出你的消化质量。你是否有一层厚厚的白色舌苔？灰色舌苔？浅绿色舌苔？或者就是纯粉色的舌头？根据阿育吠陀医学，舌头上长期存在舌苔表明身体系统中存在毒素。舌头上舌苔、颜色和凹陷的不同能反映出不同的消化问题和健康问题。

你唾液的酸碱度（pH）是多少？

唾液酸碱度也能反映你的消化道健康状况与整体健康状况。就唾液来说，中性酸碱度介于 6.8 到 7.0 之间，如果低于该范围，则唾液酸性太强，表明有炎症（如果高于该范围，则碱性更强，一般认为碱性优于酸性）。在开始普莱疗法之前，你可以先测一下自己的唾液酸碱度，然后跟踪记录它在疗程中的变化。（药店就能买到便宜的酸碱度试纸。）在开始该疗法前，先测几天唾液酸碱度，这样就能有一个基准测量值。你只需要把唾液吐到勺子里，再将酸碱度试纸放入其中即可。（不要直接将试纸放入嘴里，试纸上有我不推荐食用的化学物质。）测试前两小时内不要吃、喝任何东西，不然会影响测试结果。

开始普莱疗法后，你的身体会自动开始排毒，这会令你唾液的酸度增加。因此，你若有跟踪记录唾液酸碱度，很可能会发现其随着排毒过程的推进在持续下降。这很正常，也表明普莱疗法正在发挥作用。不过，到普莱疗法快结束时，你的唾液酸碱度很可能会高于最初的测试值，这不仅表明你的唾液酸度下降了，更表明你体内的毒素量减少了。

胃

在你咀嚼并吞咽食物后，它们会在肌肉的帮助下快速穿过食道，这些肌肉会将食物向下推进胃里。尽管胃里含有消化酶，但在这里发生的大部分活动都是机械性的。这里是搅拌食物的地方，食物会和胃酸一起翻搅、转动，直到从大块分解成类似浆状。（你咀嚼得越充分，胃的工作负担就越轻。）胃是袋状，有着消化道中最大的空间，因此消化过程中大部分机械的搅拌程序都发生在此处。这就是阿育吠陀医师不建议你吃到十分饱的原因。在80%到85%饱度时就要停止进食，这样才能给胃留出搅拌食物的充足空间。

阿育吠陀医学认为胃是一个重要的器官。它与情绪有关。在你伤心或情绪激动时，胃消化食物的能力会削弱。当你有"未消化的"（被忽视或未处理的）情绪时，你的食物可能也无法很好地消化。我时常在儿童身上发现这种状况，当他们有未解决的情绪时，胃也往往会出问题。孩子们常常会在情绪不佳时抱怨胃痛。来自大脑的压力信号可导致恶心、消化不良、胃痉挛，甚至胃溃疡。[1] 阿育吠陀医学认为，情绪压力（相较于心理压力或身体压力）是最有可能引发胃部问题的，而胃部问题又特别容易带来坏的情绪。二者间的关联是双向的。

小肠

当胃将食物处理完后，会将它们向下推入小肠，由肠黏膜分泌的酶进一步消化。这里也是食物与胰腺分泌的更多酶混合的地方，这些酶有助于分解碳水化合物、脂肪和蛋白质。小肠内布满了**微绒毛**（*microvilli*），这是一种微小的毛状结构，当消化酶将食物中的有用营养物质分解出来后，这些微绒毛能大幅增加小肠吸收它们的表面积。这些微绒毛嵌在小肠黏膜内，有点像一张精细、密实的网，它得完好无损，才能确保将毒素和食物颗粒留在消化道内，只让已被完全消化的微量营养元素进入循环的血液。小肠内含有少量肠道细菌，没有大肠内的细菌多。

小肠对消化极其重要，因为食物中的大部分营养物质都是在这里被吸收的，或作为能量来源"被燃烧掉的"。阿育吠陀医学将小肠视为热量中枢，即**阿耆尼**（*agni*）中枢，阿耆尼意为"消化之火"。小肠容易出现慢性炎症并非巧合，慢性炎症就是热量过多引发的。

阿耆尼是阿育吠陀医学中的一个重要概念，因为它是新陈代谢的能量，能将食物转化为生存所需的燃料，此外，它也是可以为我们燃烧一切身体、心理与情绪"摄入"物（比如情感、经历等）的消化之火。阿耆尼的强大意味着消化功能的强大。微弱的阿耆尼会造成堵塞，以及阿马（毒素）的堆积。旺盛的阿耆尼能将食物彻底燃烧，维护你的消化健康，保证你消化功能的强大，让你能从食物中吸收到养分。（阿耆尼就是阿育吠陀医学一般禁止冷食的原因所在——生物转化需要热量。）

若小肠出现问题，食物就难以被转化为身体所需的营养。比如，乳糜泻患者的免疫系统会攻击小肠，破坏掉负责吸收营养物质的微绒毛。阿育吠陀医学认为，这种功能障碍会削弱阿耆尼，人们会觉得自己就像受损的肠道一样"可穿透"，他们的自我认识、身份认同与个人权力感都可能被削弱。这会阻碍事情的完成、目标的实现，或者会令人们因不安全感或优柔寡断而拖延。这也会令人们丧失坚定信念的"火焰"或坚强人格的"火花"，变得更容易为外界因素所影响和动摇。

大肠（结肠）

如果消化功能正常，食物在从小肠进入结肠时就几乎被完全消化了。此时，所有主要的消化过程均已完成，大部分营养物质均已被吸收。大肠仍会吸收水分和少量营养物质，除此之外，它还要将剩余的废物转化为粪便排出体外。消化道中的大部分细菌都在大肠中。这些细菌会帮助形成粪便，但也与神经系统密切相关（下一章会提到）。大部分让废物"失去活性"的过程都依赖于你结肠中的有益细菌。

阿育吠陀医学认为，结肠也是你的稳定感所在。理想情况下，你应该感觉踏实和安全，当你感觉不踏实时，你的结肠以及生活在结肠中的菌群应该是出了健康问题。胃部不适与情绪烦闷有关，而结肠不适更多是与思绪紊乱有关。阿育吠陀医学认为许多心理与神经系统的问题都与结肠健康有关，而科学才刚刚开始了解其背后的生物化学基础。（这就是阿育吠陀医学认为灌肠对神经系统疾病的治疗至关重要的原因。）尽管过去西方世界难以理解结肠与大脑相关这一理念（我们能看到结肠在下面，大脑在上面，相距甚远），但近来的研究正在改变这一观点。对大肠微生物的研究发现，这些肠道微生物可以通过迷走神经影响，甚至控制我们的情绪和心理状态。[2] 我们终于开始发现，大肠内细菌的状况会影响我们脑内的神经化学平衡。一旦肠基质的完整性受损，结肠中有害细菌的过度繁殖就会对血脑屏障造成严重损伤。

次要消化器官和系统

尽管就严格意义来说，消化道外的某些器官和系统不属于消化系统，但它们会直接左右消化功能的好坏。肝脏和淋巴系统都对排毒至关重要，它们与消化道并肩工作，帮助你吸收营养、排出废物，胰腺则负责生产关键的消化酶，帮助你消化食物并从中提取营养物质。

肝脏
肝脏最重要的功能之一就是筛查你吃下、喝下、摄入的一切，找出其中的毒性物质。一旦发现任何毒性物质，肝脏就会将其中和，保护你不受伤害，中和是指将其变为水溶性物质（可通过肾脏排出）或脂溶性物质（可通过结肠排出，或储存在体内）。如果遇到无法控制的毒素，肝脏就会让其进入胆汁，一并送入小肠，开始新一轮处理。这就是为什么每一次重新吸收都会令毒素毒性增强。它的浓度会越来越大。通常，当毒素含量超过肝脏负荷上限，它就会被储存在脂肪细胞中并且/或者不断被消化系统送回体内，这会让整个消化道黏膜出现慢性炎症，最终损坏消化道。

但这还不是肝脏的全部功能。它是人体中最勤劳的排毒器官之一，任务众多，部分如下：

- 排出血液中的有害毒素
- 代谢掉胆固醇
- 抵抗感染
- 向胆囊中分泌胆汁，胆汁从胆囊进入小肠后可帮助消化脂肪
- 储存营养物质和维生素
- 以糖原的形式储存能量

阿育吠陀医学认为，肝脏不仅仅是一个化学毒素排出装置，也是情绪毒素排出装置，它能分解具有破坏性的情绪。医生常常在肝病患者身上发现抑郁，以及更为显著的愤怒和沮丧情绪。早期，愤怒被称为胆汁，而胆汁正是肝脏为将废物排出体外而分泌的物质。这总是让我想起人们对于酗酒者易怒或喜怒无常的刻板印象，这从阿育吠陀医学的角度是解释得通的，因为酒精就是一种强烈的肝脏毒素（肝毒素），它会削弱肝脏分解化学毒素与情绪毒素的能力。你会变得充满"胆汁"，这些"没有代谢掉的"愤怒在进入体内后常常会"转化"为抑郁。

我的许多肝病患者都有严重抑郁，在开始普莱疗法后，他们的情绪会突然从抑郁转变为愤怒。他们不懂这是为什么，通常会对此感到惊讶，不明白所有这些愤怒究竟从何而来。不过，在我看来，这一切完全合乎逻辑。随着肝脏新陈代谢的改善，被排出的不仅有堆积的身体毒素，还有严重到引发抑郁的情绪毒素。一点一点地减少这些毒素后就能减轻肝脏负荷，让那些曾经未被消化的愤怒（抑郁）重新变回愤怒被清出体外。我对这个过程十分感兴趣，因为许多患者将自己的愤怒压抑了一辈子（这会不断加重他们的肝脏病情）。他们并不习惯将愤怒发泄出来，因此，当这一切自然而然地发生时，他们会不知所措。在大脑试图处理这些正被排出体外的愤怒时，他们通常会做一些逼真，有时甚至是暴力的梦。这是大脑潜意识层面帮助"消化"这些愤怒的一种方式。

胰腺

胰腺是消化过程不可或缺的组成部分。你可能以为胰腺就是制造胰岛素的器官而已。这确实是某一部分胰腺的工作内容，它还负责控制体内的血糖水平（因为胰岛素可以将血液中的糖分转移至细胞内）。这部分胰腺还会生成胰高血糖素，后者会在有需要时刺激肝脏分解细胞内储存的糖，并将其释放到循环的血液中。胰岛素与胰高血糖素间存在着微妙的平衡，它们协同合作，共同维持着你血糖的稳定。

还有一部分胰腺肩负着与消化相关的重要使命。这部分胰腺会生成三种主要的食物分解酶：分解碳水化合物的淀粉酶、分解脂肪的脂肪酶和分解蛋白质的蛋白酶。如果胰腺没有释放出分解相应食物所需的酶，那么处理这些未消化食物的压力就会转移给结肠，加剧结肠压力，引发大量消化问题。比如：

- 如果淀粉酶不足，就会有更多未消化的碳水化合物进入结肠，导致肠胃胀气，但这些气体并不难闻。
- 如果脂肪酶不足，排便就会有油腻感。
- 如果蛋白酶不足，就会有更多蛋白质进入结肠，导致肠胃胀气，这些气体往往很臭。

若能保证胰腺功能正常，你的消化系统、血糖和胰岛素水平都能更加稳定，并更好地发挥它们应有的功能。

细胞色素 P450 酶系（cytochrome P450 enzymes）：排毒中枢

你的肝脏内存在着一个至关重要的毒素处理系统。该系统由**细胞色素 P450 酶系**组成，它们对多种物质的新陈代谢都十分重要，其中就包括了毒素，比如药物、毒品、酒精及其他化学物质。在医学院读书那会儿，我觉得细胞色素 P450 酶系非常无聊，因为我们必须记住哪些药物是经这个通路分解的，哪些药物是经另一个通路分解的。该酶系的学习完全靠死记硬背。我当时并没有意识到这是一个多么不可思议的系统。它不仅能分解药物，也能分解环境毒素、酒精、消遣性毒品和食物中的毒性副产品，你自身新陈代谢产生的毒性副产品就更不在话下了。这些酶可以通过生物转化，将毒性副产品转化为水溶性或脂溶性的物质，从而安全地清除或储存起来。

问题是细胞色素 P450 酶系的毒素处理空间有限，你接触到的毒素越多，毒素对该空间的争夺就越激烈。假设有一家特别好的洗车店，大家都知道这里能把车洗得一尘不染，非常干净。但这家店只有 4 个洗车位。如果一次只有 4 辆车需要洗，那一切都能顺利进行。若是有 12 辆车、24 辆车或 50 辆车同时出现，那么店内就会非常拥堵，每辆车都需排队等候。有些顾客不愿意等，可能就会继续驾驶脏车上路，或是希望天降大雨帮自己洗车，再或是尝试自己在家洗车，但所有这些方法都不如去洗车店效果好。

细胞色素 P450 酶系就像那家洗车店一样，如果毒素超过负荷，就会出现拥堵。若是不希望出现拥堵，你有两种办法可用：

- 为该店配备优秀的后勤人员——也就是为这些酶提供营养，加强和改善它们的活性。为这些排毒通路提供支持的营养物质发挥着辅助因子（cofactor）的作用，能够增强该系统的功能。它们就像洗车店的员工一样，负责维持洗车店的正常运转，负责收银，负责维护机器，负责建造更多洗车位以满足更大的洗车需求。如果没有这些员工，洗车店就会瘫痪，同理，如果缺乏营养物质，你的排毒通路也无法发挥应有的作用。这就是普莱疗法要求你大量补充营养物质并服用印度没药的原因。印度没药能增强这些排毒酶的表达，开启你肝脏的高档排毒模式。不过在此之前，你必须先用普莱果蔬汁与普莱骨汤为肝脏充分补充营养。若是跳过补充营养这一步，排毒过程就会出现更加严重的不适症状。

● 减少待洗车辆的数量——也就是减轻毒素负荷。幸运的是，普莱疗法能够增强你对毒性物质的敏感度，帮你轻松减轻毒素负荷。事实上，我的许多患者都曾对我说过，在使用普莱疗法一段时间之后，他们自然而然地戒了烟、戒了酒或戒了消遣性毒品。他们会说："我也不知道为什么，就是突然再不想抽烟了。"这就是普莱疗法强大的排毒之力。

淋巴系统

淋巴系统是一个由淋巴结、淋巴管和瓣膜组成的网络，位于皮下，负责将淋巴运输到身体各处。淋巴是一种携带有白细胞和废物的透明液体，是帮助身体排毒的重要物质，能帮助清除细胞间的液体并让白细胞在全身循环以抵抗感染。它还能从消化道中提取出包括脂溶性毒素在内的废物，并将它们输送至淋巴结。淋巴结是浓缩的免疫细胞，能破坏病毒、细菌等有害物质，并将废物送入循环的血液中，通过肾脏和肝脏排出体外。

这是一个相当复杂的系统，不过为了简化，我喜欢将淋巴系统想象成一辆垃圾车，它会将你器官内与细胞间的垃圾拉走，送入公路一样的淋巴管道，这样就能保护你的细胞远离废物的狂轰乱炸了。这些废物会通过淋巴结排出，或是进入肾脏，被膀胱排出体外，或是进入静脉系统，被肝脏过滤掉。

淋巴与消化有什么关系？

常规医学认为淋巴系统属于免疫系统，但你有三分之二的免疫系统位于消化道内，其一是位于肠道内的淋巴组织——肠相关淋巴组织（gut-associated lymphoid tissue, GALT），其二是会与该组织相互作用的肠道细菌。传统观点也认为淋巴系统属于血液循环系统，尽管它并不与心脏相连，也不由心脏泵送。在我看来，将淋巴系统归类为废物清除系统更为准确；这就是我选择在本章探讨淋巴系统的原因，清除废物正是消化系统的关键作用之一。

淋巴系统有点像个独来独往的系统，既没有心脏的泵送，也无法像消化道一样依靠平滑肌的运动来自动移动，因此淋巴很容易移动迟缓且形成拥塞。如果出现这种情况，淋巴系统就无法在胃肠道排出废物的能力越来越弱时为你的消化系统分担部分排毒工作，这也会导致消化不良。迟缓的淋巴还会导致全身体液堆积，就算你没有多余的脂肪，也会看上去又肿又圆。你可能认为这种圆肿都是因为脂肪，而这就是我将淋巴拥塞称为假性脂肪（Fake

Fat）的原因。

淋巴需要大量帮助的原因在于，它必须对抗重力，向上移动，但你体内又没有专门的机制能够推它向上。淋巴必须进入淋巴结中才能让免疫细胞过滤毒素，但是除了运动，淋巴没有任何向上的助力，因此很容易在下半身拥塞淤积。这就是有些人的脚和踝关节会肿的原因所在，经常久坐不动的人就更是如此了。有些人（比如我）天生淋巴结比较少，一旦身体发炎，就会出现更为严重的积水与淋巴淤积问题。

让淋巴移动的唯一方法是人工移动。锻炼也行，简单的长时间四处走动也行，肌肉运动可以从外面给淋巴系统内精细的管道网络施压。能最有效帮助淋巴移动的锻炼方式是跳绳和跳蹦床［最近更名为**回弹运动**（*rebounding*）］，不用蹦床，就在地面上跳也行（不过在蹦床上跳对下半身的作用会更大一点）。我最喜欢的方式不是锻炼，而是淋巴按摩，你可以找专业人士帮你做，也可以自己做。如果你有淋巴拥塞和假性脂肪的问题，我强烈建议你每天做一次淋巴按摩（我会在第六章告诉你具体的按摩手法）。

你可以通过提高淋巴系统的工作效率来改变自己容易肿胀的体质。普莱疗法中有好些环节是直接作用于淋巴管的，包括淋巴按摩和食用茜草、印度没药等植物性产品。

你有假性脂肪吗？

容易出现淋巴拥塞的人太多太多，因此，我想花一点时间多说说假性脂肪这个问题。许多认为自己脂肪过多的人其实并没有那么多脂肪。淋巴拥塞无论是看上去，还是感觉上都很像脂肪（它非常柔软，像一颗水球），但它的大小会随昼夜波动或是在经期内波动。你若是那种一晚上能重 5 磅（约合 2.3 公斤），或一周能轻 5 磅的人，那你就很有可能有假性脂肪的困扰。

你有假性脂肪吗？让我们立刻来找一找答案。后面在进一步介绍普莱疗法时，我还会为有淋巴拥塞问题的人提供一些具体的应对方法。现在先回答下列问题，判断自己是否与描述一致：

你的脂肪是真的吗？

1. 你的体重是否经常在 24 小时内出现 4 到 5 磅（约合 1.8 到 2.3 公斤）的浮动？
2. 你是否就连锻炼时都很难出汗？
3. 夜里，你的手指是否会肿到拿不下戒指？
4. 你的脚踝处是否会留下短袜或鞋子的勒痕？
5. 你是否会关节痛？你是否经常感觉身体僵硬，尤其是在坐了一段时间之后？
6. 你是否皮下脂肪团过多？每个人都有一些皮下脂肪团，但你的是否又多又大？
7. 若是女性，你的体重是否会在经期增长 5 磅（约合 2.3 公斤）以上？

如果有两个或两个以上的问题你回答了"是"，那你体内就很可能有假性脂肪，应该在普莱疗法第一阶段的茶里添加茜草粉（可选项，不是所有人都要加）。它能促进你体内淋巴的移动，并更有效地减少假性脂肪。

如果你已摘除淋巴结

癌症患者在癌症治疗期间通常都会摘除淋巴结（尤其是乳腺癌），他们会有比较严重的淋巴拥塞问题。肿胀会变得相当严重（比如腋窝内淋巴结摘除后的手臂肿胀），可能危及生命，这种状况被称为淋巴水肿（lymphedema）。如果你的淋巴结已摘除，那么每日进行淋巴按摩就对你尤为重要。你还应该在普莱疗法第一阶段要喝的茶里添加茜草粉。茜草粉由与咖啡同属茜草科的常见茜草植物或印度茜草植物的根制成，是一种强效的淋巴刺激剂。此外，你可能还需考虑定期接受专业的淋巴按摩。接受过专业淋巴按摩训练的按摩师能够为你提供无痛的身体享受。医院会有许多专业的按摩师，他们擅长治疗接受了淋巴结摘除术的患者，你的医生应该能为你推荐一些人选。不过，就算你定期接受专业的淋巴按摩，也不要低估日常自我按摩的力量。

当消化功能出现故障时

良好运转的消化系统应该能够吸收到充足的营养，良好维持身体的日常活动，并且能够清除掉来自身体内外中等数量的废物和毒素。不过，你的消化道可能会出现多种故障。比如：

- 毒性物质的含量可能会超过身体的处理上限。（随着食物加工程度与环境污染程度的加大，这种情况也变得越来越常见。）过量毒素进入消化道可引起肠道黏膜内衬受损和发炎。
- 有益健康的肠道细菌可能被危害健康的肠道细菌所取代。此外，细菌的过度繁殖可释放一种名为脂多糖（lipopolysaccharide，LPS）的内毒素。这种毒素是促炎性的，会进一步破坏肠道黏膜。而且，它不仅与肠道功能障碍有关，还与大脑功能障碍有关，包括抑郁症、精神分裂症，以及帕金森病（目前研究正在进行，尚未发表）。[3] 清除脂多糖的唯一方法就是治愈肠道炎症，恢复正常的肠道菌群比例。
- 黏膜内衬损伤会阻碍营养物质的吸收，令身体无法处理所吃的食物。而这最终会导致阿马的形成。肝脏等排毒器官会负担过重且营养不良。黏膜内衬受损还会让食物颗粒逃离消化道，进入循环的血液中，过度刺激免疫系统（这有时会被称为"肠漏综合征"）。

上述任何问题都可能引发肠漏、便秘、淋巴拥塞、肝功能障碍或胰岛素抵抗。这些都会引发全身性的炎症，导致体重增长、脑雾、疲劳和慢性疾病。

普莱疗法如何治愈消化功能、优化排毒

普莱疗法的每个环节几乎都能对消化功能产生积极的疗效：

- **治愈炎症**。普莱茶与普莱咖喱粉所用的香料对治愈肠道炎症特别有效——尤其是其中的姜黄、孜然、芫荽、茴香和油甘子。咖喱粉具有很强的抗氧化作用，可以阻断自由基的破坏作用，将氧化应激降至最低。这些香料还能令阿耆尼更活跃，从而提高消化系统燃烧肠道内阿马的效率。
- **修复肠漏**。普莱骨汤含有谷氨酰胺（glutamine），是有名的肠道良药。它常用于肠漏治疗。三果宝也有助于修复肠道黏膜。
- **清洁血液**。印度没药对清除逃入血液中的大分子尤为有效，能够平息身体因误会而产生的免疫反应。它通过加强肝功能加快身体天然排毒机制的运转，进而部分地发挥这一功效。
- **恢复肠道细菌的平衡**。你将开始补充摄入的纤维是有益细菌的绝佳食物，能帮助它们消灭多余的有害细菌。

肠漏综合征

肠漏综合征是一个有争议的诊断。起初，医生们倾向于把它当作谬见不予理会，如今已有大量科学证据支持它的存在。现在的医生尽管并不全然理解，通常也愿

意承认它好似真的存在。[4]基于患者的体验、医学的测试与研究，我认为合理的理解是：小肠内的微绒毛可以吸收食物中的营养物质，而微绒毛嵌在一个密实的网状结构中，当该结构受损，它就会从一张密实的网，变成一张有孔洞的滤网，肠漏综合征随之产生。这种病症会在小肠因炎症和毒素受损时出现。它可能源自某些药物的副作用，比如非类固醇抗炎药（NSAIDs）、阿司匹林、免疫抑制剂和化疗药物，也可能源自放疗等医疗程序。它还可能源自长期食用可引发肠道炎症的毒性食物。可能早在你出现任何症状以及任何可被诊断出的慢性疾病之前，这种损伤就已经存在。

连蛋白（zonulin）负责调节肠道内这一网状结构的连接密实度，但是一些天生易感者的连蛋白通路会失控，导致漏洞出现。[5]我认为最常见的原因是，小肠黏膜在大量饮食因素（谷蛋白过敏、糖摄入过量）和环境因素（食品防腐剂／添加剂）的作用下出现了轻度的慢性炎症，该炎症持续损伤组织，最终导致该网状结构出现细微裂痕。

不管肠漏的原因是什么，问题都是一样的：本应留在消化道内的东西逃入了血液。其中不仅有毒素，还有食物颗粒，这些颗粒在胃肠道内完全无害，一旦进入循环的血液就会十分危险。[6]有许多食物颗粒与我们自身的组织相似，比如蛋白质。举个例子，谷蛋白与甲状腺细胞相似。一旦谷蛋白经肠漏处逃离消化道，身体就会感知到入侵者，并开始攻击谷蛋白，以及与谷蛋白相似的甲状腺细胞。可能正因如此，桥本氏甲状腺炎、格雷夫斯病等自身免疫性甲状腺疾病[7]以及其他自身免疫性疾病[8]才会看似与谷蛋白不耐受有关吧。在过去的几年中，自身免疫性疾病患者数量激增[9]，尤其是女性，这可能是因为许多环境毒素的作用方式及外观都与雌激素相似，而女性体内的雌激素受体更多。幸运的是，医学领域正在研发一些测试，有望帮助我们提前检查出这一过程，避免其发展成完全型的自身免疫性疾病。[10]

修复肠漏对治疗自身免疫功能障碍大有好处。不过，自身免疫性一旦形成，要扭转就得花上一定的时间。肠漏的痊愈需要三到六个月的时间，但只有当炎症彻底消失，损害性物质被彻底清除后，这个计时才会开始。我们必须得先稳定消化道，消退消炎，让一切恢复正常运转，因此，肠漏痊愈需要的总时间可能会长达一到两年。

- **提高毒素排出率**。普莱茶能帮忙排出胃肠道内的毒素，以及肾脏内的水溶性毒素。洋车前子壳和亚麻籽有助于黏合胃肠道内的毒素，包括重金属等环境毒素、未消化的食物，以及其他无用的副产品。印度没药能促进肝排毒所需酶的表达，提高肝排毒通路的工作效率。此外，印度没药还能促进脂肪的分解和脂溶性毒素的排出。
- **通过淋巴系统与皮肤增加排毒**。戴上丝质手套后干擦皮肤（淋巴按摩），这可以将储存在淋巴系统内的毒素转移至静脉系统，并被肝脏分解（假性脂肪）。普莱茶与印度没药也能帮忙冲走淋巴系统内的毒素。

- **滋养排毒器官**。人体内的排毒通路都是营养依赖型与能量依赖型的，普莱骨汤与普莱果蔬汁能为它们持续提供充足的营养与能量，让它们得以满功率运行。这些营养丰富的补充剂还能最大程度地减轻因食物的营养、能量不足而引发的排毒不适症状。

- **镇定大脑**。你的肠道与大脑是紧密相连的。南非醉茄和婆罗米能作用于大脑的不同方面，帮助平衡应激反应，降低嗜食欲望，从而有助于减轻你的焦虑感，让你更好地专注于身体在恢复过程中的感觉。它们还有助于治愈肠神经系统（enteric nervous system，ENS，指肠道内的神经系统）。

- **处理情绪**。冥想有助于"消化"未处理的心理阿马与情绪阿马，此类阿马甚至可以让最好的排毒疗法功亏一篑。

重申一下阿育吠陀医学的谚语：重要的不是你吃了什么，而是你消化了什么。强大的消化功能对健康，对发挥身体排毒系统的最大功效至关重要，这一重要性我都已经强调到无以复加的地步了。一切始于肠道，包括痊愈，我们将专注于这一极为重要的中心，让你的健康、你的身体和你的大脑回到最佳状态。

第五章

脑漏：认识肠脑关联

我们已经分别探讨了大脑与肠道，现在是时候将它们放在一起讨论了。肠道与大脑之间的关联确实出人意料，你的大脑想不到，你的肠道也想不到。在我将本章中的理念解释给患者听时，他们常常深感震惊，也深受鼓舞，进而会主动想要改变自己的习惯，改变自己对食物和身体的看法。当你意识到自己的系统是个统一的整体，意识到连接肠道与大脑的主轴就如一条超级高速公路，供意识与健康来回通行时，你看待自己身体的方式也会截然不同——你会发现，原来你可以凭借自己的力量做出切实的改变。

让我们先来看看大脑——但不是你颅骨内的那个大脑。让我们来看一看位于你肠道内的那第二个大脑。

肠道内的大脑

肠道有自己的大脑，这就是**肠神经系统**。肠神经系统是一个网络，由神经元、神经递质、蛋白质和被称为神经节（ganglia）的支持细胞组成，它们与大脑中发现的那些一样。肠神经系统位于肠道黏膜内衬之下，即位于黏膜下层（submucosa），也存在于消化道的平滑肌组织内。它顺着这条管道延伸，更像是一个细长的大脑，而不是像你颅骨内的那个一样致密且略圆。

肠神经系统内的神经细胞数量几乎等于你整个脊髓内的神经细胞总数（2亿到6亿个神经元），而且就如大脑一样，肠道也能发出和接收神经脉冲，并且记录体验，对情绪做出反应。它的神经细胞也能分泌大脑中的那些神经递质，并受这些神经递质的影响。人们并不认为肠道具有智力，但它确实有。肠道中的神经元也会通过迷走神经向大脑发送供理解的信号。迷走神经是长神经，它连接着脑干，并贯穿了整个消化道。大脑会将其传递的信号转换为感觉、想法或情绪。肠神经系统一直在与大脑交流。但这并不是单向的对话。过去，我们认为肠神经系统是服从于大脑的，大脑让做什么就做什么，现在，我们终于知道，在它们的对话中，90%是肠神经系统在说，大脑则是以倾听为主。肠道会根据自身状况为大脑提供行动建议。

我们也曾认为肠神经系统的运转依赖于大脑，当然，我们现在知道这不是真的。肠神经系统是自主的。它会与大脑交流，但它的运转并不取决于大脑，就算切断迷走神经，它仍能继续工作。若是缺乏来自大脑的信号，肠神经系统确实无法充分发挥其功能，但它并不会死亡。你的肠神经系统不仅能独立工作，还能学习和记忆。你可以（有意或无意地）让肠道习得特定的行为，比如将某一顿饭与压力（和消化不良）关联起来，或者在一天的某个特定时间渴望吃到某种特定食物。

肠神经系统还有其他任务。它负责控制胃肠道的肌肉活动（这种波浪般的肌肉运动被称为**蠕动**（peristalsis），能够推动该系统中的一切东西向前移动）。它还控制着消化酶的分泌，这些酶能帮忙分解食物并吸收食物中的营养。肠神经系统受损会阻碍酶的分泌，严重影响身体从食物中提取营养物质的能力。酶补充剂也许能提供一点儿帮助，但它们的质量和数量永远比不上你身体自己所分泌的。所以最好的选择就是修复受损的肠神经系统。

作为一名神经科医生，我最感兴趣的是肠道功能障碍与大脑功能障碍之间的相互影响。消化问题、肠道炎症、肠漏，以及肠道菌群的构成都会影响到大脑的健康和功能，反过来，神经适应、情绪波动和压力也会影响消化功能、肠道菌群的平衡，以及身体的天然排毒效率。下面是这两个系统间的另一些重要关联：

- 肠道内的神经系统组织与肠道菌群共同生成了你体内 95% 的血清素，以及等同于大脑产量的多巴胺。[1] 这些化学物质对你的情绪，甚至个性有巨大影响。
- 你的胃肠道内有 2 亿到 6 亿个神经元，肠神经系统发出的信号有 90% 是从肠道经过迷走神经传送至大脑的，而不是从大脑传向肠道。也就是说，肠道与消化过程的健康程度及其功能的发挥程度都会左右你的思想与感受。
- 最近的研究证实，刺激连接肠道与大脑的迷走神经是治疗慢性无反应抑郁症的一种有效手段。[2] 这表明，至少在某些情况下，肠脑交流系统的反应迟缓或功能障碍是会引发或加重抑郁症的。
- 肠道细菌对大脑有直接影响。研究表明，细菌可以控制行为、性格、嗜食欲望[3]、食物偏好和疾病发展过程。目前的研究正在探索这一关联，以及肠道细菌可能影响我们的其他方式。

- 肠道健康问题往往是许多疾病的预兆。例如，有肠易激综合征、便秘及其他慢性消化问题的患者通常会在之后患上多发性硬化症、帕金森病，以及一系列的精神疾病。[4] 研究正在进一步揭开这一联系的神秘面纱。例如，德国法兰克福大学的海科·布拉克（Heiko Braak）发现，死于帕金森病的患者，其肠道内也出现了路易小体（Lewy body），路易小体是出现在帕金森病患者大脑中的蛋白质团块。[5] 布拉克提出一种理论：帕金森病始于肠道，是环境因素（如病毒）触发后扩散到大脑中的。[6] 类似地，阿尔茨海默病患者的肠神经系统中也发现了存在于他们大脑中的斑块和缠结。我所有的帕金森病与阿尔茨海默病患者几乎都曾提到，他们在发病前的几十年里一直有消化问题。而且大部分帕金森病、阿尔茨海默病和多发性硬化症患者都声称自己有便秘的毛病。这些患者经常需要使用通便药或大便软化剂。

- 肠易激综合征患者往往会比其他人更频繁地感到焦虑和抑郁，我们也已发现自闭症患者体内的不健康肠道细菌水平更有可能出现异常。[7]

- 进入肠道的食物会对我们的情绪产生巨大影响。这也是一个有趣的新研究领域。最近的一项研究发现，直接进入肠道的脂肪会影响研究对象在看到悲伤图片与听到悲伤音乐时的脑部扫描结果。两组对象分别注射脂肪酸和盐水，前者的悲伤反应没有后者那么强烈。[8]

- 还有相当多的证据表明，恶心、腹痛、腹泻以及其他胃肠道症状等消化问题都与偏头痛有关，因为患者在两次偏头痛发作期间会频繁出现这些消化症状。

肠道有时会被称为第二个大脑，但在我看来，肠道和大脑是*同一个*大脑的不同组成部分。事实上，胎儿身上发育为肠神经系统的组织与发育为大脑的组织有着相同的起源——它们都是由神经嵴细胞发育而来。我们真的不应将它们视作不同的系统。

肠漏如何导致脑漏

接下来这部分可能有点难懂，但请坚持一下，你若真的想从科学角度了解消化不良等看似无害的问题是如何演变为重度大脑功能障碍的，就更要耐心看完了。作为神经科医生，这个问题真的令我如痴如醉，在我看来，它很有趣，但也有点专业，我会尽全力将这个问题解释得清楚易懂——这一切都与你身体天生的大脑保护系统有关，它们不仅保护着你脑袋里的大脑，也保护着你肠道内的大脑。我想让你了解这些保护机制的运作方式及其天生的弱点。

你也许听说过**血脑屏障**。该屏障可阻止你周身的有害垃圾进入中枢神经系统（central nervous system，CNS），因为一旦进入就会造成真正的损伤。血脑屏障主要位于大脑与脊髓（你的中枢神经系统）内，结构基础是内皮细胞。这些细胞紧密相连，构成了一个物理性的屏障，沿着连接大脑和脊髓的通道分布，这些结构对于蛋白质和非脂溶性分子来说是相对无法穿透和通过的，能防止神经毒性物质进入大脑。

肠道内的大脑化学变化

肠神经系统会分泌超过30种神经递质，比如血清素、多巴胺、谷氨酸、去甲肾上腺素（norepinephrine）和一氧化氮。这些也都是大脑用来传递想法、观点、情绪，以及储存记忆的化学物质。在肠神经系统分泌的这些神经递质中，有两个特别重要、特别值得一提，那就是乙酰胆碱（acetylcholine）和去甲肾上腺素。

- **乙酰胆碱**：肠道中的乙酰胆碱能刺激平滑肌收缩，增加肠道分泌物，释放激素，以及扩张血管（消化功能的正常运转离不开良好的血液流动）。作为迷走神经内副交感神经系统反应的一部分，它是在告诉大脑及肠道：没事了，可以放松了。不用担心！安心回去消化吧。

- **去甲肾上腺素**：去甲肾上腺素的作用与乙酰胆碱正好相反。它是交感神经系统反应的一部分，在感知到危险时，会给大脑及肠道发出"战斗或逃跑"信号。这一生存反应会关闭消化功能，因为在身陷大麻烦时，你最不应该做的事情就是将宝贵的能量资源浪费在消化食物上。慢性压力在现代生活中十分常见，它会让去甲肾上腺素在血液循环中出现得过于频繁，长期阻碍消化。

不过这并不是一个绝对无法穿透的屏障。有些物质的穿透是必需的，大脑需要葡萄糖、氨基酸、嘌呤碱、核苷、胆碱等物质来提供营养并维持正常运转。少数药物也能穿透该屏障。本质上就是，大脑所需的这些物质都拥有通关"密码"，持有密码就能够穿透该屏障。这个密码由神经胶质细胞调控，它们就像是守护血脑屏障的门卫，不仅能将内皮细胞牢牢地粘在一起（挡住门），还能生成有用的抗炎因子。神经胶质细胞一旦受损（有人消灭了门卫），就会生成炎症分子，令连接松动，屏障开裂，增加血脑屏障的可穿透性。[9]这对大脑来说是个坏消息，因为这下任何东西都进得来了，包括可能引起大脑炎症的刺激物，以及可能攻击大脑结构致其损伤的白细胞，多发性硬化症的成因就是如此。

当然，血脑屏障在能正常工作时还是相当有效的，会放好的东西进来，也会放一些东西出去。大脑也有需要排出的垃圾，它需要清除的过量神经递质、激素、废物等都可以通过这扇门离开。除此之外，血脑屏障会让大脑处于一个相对隔离的状态，隔离在循环周身的血液之外。

这些是大多数医生都知道的常识。但故事远非到此为止。你肠道中的大脑，即肠神经系统，也有类似的保护机制。我们将其称作**肠血脑屏障**（*gut-blood-brain-barrier*，*GBBB*）。我们对血脑屏障的研究很充分，但对肠血脑屏障知之甚少。事实上，大多数神经科医生甚至都不知道它的存在，自然也就意识不到：能破坏肠血脑屏障的东西也能够破坏血脑屏障。这方面的信息大都出现在胃肠病学期刊上，但神经科医生一般不会看这类期刊，除非像我一样正在研究肠脑关联。

肠血脑屏障的构造方式与血脑屏障类似，由内皮细胞紧密连接而成，围绕着消化道，尤其是肠神经系统神经所在的部位。肠神经系统周围的内皮细胞要比消化道其他部位的紧密得多。中枢神经系统中有构成血脑屏障不可或缺的毛细血管，肠血脑屏障内也有将内皮细胞牢牢粘在一起的神经胶质细胞，它们会形成一道密实的屏障，隔绝毒素、废物等一切可能伤害肠神经系统神经的物质。这里的神经胶质细胞扮演着相同的角色——"门卫"。[10]

　　肠血脑屏障的问题在于，它比血脑屏障更容易穿透，原因是：你的消化道必须为营养物质放行。大部分肠道都必须是半通透的，这样营养物质才能在肠道与血液间扩散。它本不应该允许大的食物分子（比如谷蛋白）进入血液，但它的设计初衷就是要将食物中的营养物质提供给你的身体。这意味着肠血脑屏障必须在护卫神经系统组织的同时，为你所吃食物中的营养物质放行，这样才能为你的整个身体提供养分。这个门卫的放行次数远大于血脑屏障的门卫，但又不能放任何家伙进来。这就涉及一些棘手的多任务处理与选择性安全的问题了。

　　不过，与血脑屏障一样，肠血脑屏障的威胁也来自屏障内，而非屏障外。你所吃的食物与所摄入的其他东西（比如毒品、药物或化学物质）都会进入你的消化道。你会将什么放进嘴里是这个门卫无法左右的。因此，肠血脑屏障更容易受到来自屏障内部的伤害。若肠道长期接触毒素，接触"自然界中本不存在的"合成物（比如化学防腐剂、食品着色剂、过度加工的食品和汽水），以及接触谷蛋白、精制糖等促炎食物，肠道黏膜就会出现慢性炎症，原本连接紧密的肠血脑屏障就会松动，各处都可穿透，再也无法为肠神经系统提供保护。

　　现在问题来了，一旦肠道黏膜太过通透，不仅未消化的大颗粒可逃入血液，刺激免疫系统做出过度反应，脂多糖（会引发炎症的内毒素，是肠道细菌相继死亡的副产品）等毒素也会进入黏膜下层，损伤保护肠神经系统的神经胶质细胞。神经胶质细胞一旦受损，肠神经系统就会丧失保护，该系统内负责协调一切正常消化过程的神经就会遭受损伤，[11] 你的问题就会从单纯的肠道通透性异常，加剧至神经损伤和神经功能异常。这本质上就是肠道的"脑损伤"，它对肠道（及其所有过程，包括消化和营养吸收过程）的灾难性影响不亚于脊髓损伤对你胳膊和腿的灾难性影响。

现在来看看肠漏与大脑的关联：一旦出现肠漏和肠神经系统损伤，你颅骨内的大脑也会陷入危险之中。能够分解肠血脑屏障的那些促炎颗粒一旦逃离肠道，进入血液，也会对血脑屏障产生相似的影响，即将它们破坏，最终从缺口处进入大脑。你不会希望这些麻烦制造者在你的血液中自由游走，但是，它们一旦进入血液就能去到任何地方，而最终，它们往往都会对大脑发起攻击。这就是我常说"肠漏会导致脑漏"的原因。一旦你打开了通往大脑的大门，各种功能障碍与功能退化都会随之而来。

归根结底，肠道的健康程度能反映出大脑的健康程度，肠道的功能障碍会导致大脑的功能障碍，中间的过程你也已经知道了。我认为肠道中的神经之于大脑中的神经就是"煤矿里的金丝雀"——预警信号。肠神经系统的遭遇最终都会发生在大脑的神经元上，这只是时间先后的问题。正因此，我才能在接诊帕金森病患者时，通过专注于改善他的消化功能来改变其帕金森病的发展方向。如果不修复肠道损伤，大脑就无法痊愈。只有先修复肠道，阻止了肠道内的脑损伤，你颅骨内的大脑才能拥有康复的机会。

淋巴与大脑有何关系？

淋巴管遍布全身，十分重要，能够为身体免疫和废物清除提供助力，而西方科学一直认为它们并不存在于大脑……直到最近才有所改观。近期的一项研究可能会颠覆神经学家对大脑功能的认知[12]——研究人员在硬脑膜窦内发现了一层功能性淋巴管。以前，科学家只知道大脑中有免疫细胞，但从未完全了解它们是如何进入大脑的。知道中枢神经系统内确实存在淋巴系统后，我们就能更好地了解大脑是如何引入免疫细胞，以及如何排出废物的了。

这是西方神经学领域的一大飞跃，对阿育吠陀医学来说，却是知之已久。具体地说，阿育吠陀医师经常解释，许多神经系统的问题都与大脑无法正常排毒有关。在我接受阿育吠陀医学培训之前，我常常会带我的患者去看阿育吠陀医师，其中大约三分之一的多发性硬化症患者被告知他们的大脑没能正常排出废物。我当时并没有学过这方面的知识（没有一个西医学过），所以并不懂他们在说什么。现在我懂了。这些医师为神经系统疾病患者所开的草药中，有许多是促进淋巴流动的——尤其是茜草粉。我现在知道其中的道理了，自然也就不再感到惊讶。这只是又一例证，证明对阿育吠陀医学一直掌握的知识，我们才刚刚开始了解。

微生物组：普莱疗法的好搭档

在这个故事中还有一个非常重要的角色，当你、你的中枢神经系统以及肠神经系统都在努力好好相处时，这个角色却有着一套自己的游戏规则。它是神经系统，尤其是肠神经系统的搭档。尽管本质上是由微小的外来者构成，这些外来者甚至都不是你身体真正的或原本的组成部分，但它几乎能极大地影响到你所做的一切。它就是你的微生物组。

微生物组是生活在你消化道内的细菌群落，主要位于你的大肠或结肠内。每个人的消化道内都有重 2 到 3 磅（约合 0.9 到 1.4 公斤）的细菌，但它们并不是我们自己生成的，严格意义上说也不是我们的一部分。功能医学研究院常用的说法是，我们每克粪便中的细菌数量比我们已知宇宙中的恒星数量都要多。[13] 尽管从技术或数学角度来看，这种说法可能并不准确，但它惊人地接近真相，因此有助我们理解自己体内到底生活着多少细菌。非常非常多！而且每个细菌都有自己的 DNA，也就是说，我们体内存在大量非人类的微生物 DNA。有趣的是，这些细菌并不是乖乖待在我们的肠道里，温和地帮助我们消化食物。它们对肠道功能有很大影响，进而也对大脑功能有很大影响。

在最近的科学新闻中，微生物组（有时也被称为**肠道菌群**或**肠道细菌**）随处可见，研究人员沉迷于研究它，想看看它究竟对我们的各方面健康有着怎样无所不在的影响。现在已知的是，微生物组在帮助与干扰我们两方面都非常活跃。你也许听说过"坏的"和"好的"肠道细菌。事实上，肠道细菌分三类："有益的""有害的"和"中性的"，或者用更专业、更具描述性的术语来说，是"共生的"（symbiotic）、"寄生的"（parasitic）和"共栖的"（commensal）。这意味着，我们称之为"有益细菌"的那些细菌已经与人类身体进化成了共生关系。对它们好的就是对我们好的，对我们好的就是对它们好的。它们帮助我们的方式就是生成维生素、消化酶、激素及其他一些化合物，这些物质能增强我们的消化吸收功能，为我们器官功能的发挥提供支持，甚至能支持大脑功能的发挥。

另外一些是中性的细菌，它们确实存在，但并没有特别的益处或害处（至少据我们目前所知是这样）。它们经常搭顺风车四处闲逛，但似乎并没有让我们为此付出任何代价。最后，还有一类没有跟我们共同进化的细菌。我们称之为"有害细菌"，尽管它们并不是大多数医生认知中的寄生虫（比如绦虫或水蛭），但却符合寄生虫的定义——它们生活在我们体内，并通过牺牲我们来获益。它们是机会主义者，对它们好的就是对我们不利的。这些细菌正是以有害我们健康的东西为食，比如过量的糖或脂肪。它们进食后会产生有毒性的副产品，这些副产品不仅对我们有害，甚至还能（通过生物化学变化）让我们渴望吃到更多的糖和脂肪，尤其是它们可以轻易获取到的精制糖和精制脂肪。

最近有很多人在研究"我们的嗜食欲望、体重，甚至性格都部分受控于肠道细菌"这一观点。那些忙于排挤有益细菌的坏家伙们，为了自己的生存，找到了操控宿主（就是你）的方法，它们会自己给大脑发送信号，比如"吃糖，立刻！"或"我们需要炸薯条！"它们甚至能让你感觉非常糟糕，直到你服从它们的命令为止。它们影响你情绪的方式是，自己生成神经递质，并发送给大脑。它们可以让你感觉很抑郁或很焦虑，也可以让你产生自认为根本不可能忽视的强烈嗜食欲望。这听起来很科幻，但正在被研究一点点证实[14]，而且任何食物成瘾者都可以作证，那些嗜食欲望似乎压垮了他们的理智。他们进食时会有种行为不受控的感觉，这种感觉是对的。掌握控制权的确实不是他们，而是肠道细菌。这就是人们对某种食物产生神经适应并上瘾的部分过程——这些被改变的肠道信号会催生嗜食欲望，以及对该食物的依赖感。只要是肠道细菌想吃的，你就会误以为那是自己需要的。

例如，一项有趣的研究已证明，通过粪便移植改变小鼠肠道细菌后，小鼠的行为也会发生变化。粪便移植是个前沿的研究领域，指将一个生物体的粪便细菌移植给另一个生物体，这听起来可能很恶心，但却是一种可直接、立即改变肠道细菌构成的有效方法。这项研究显示，粪便移植对微生物组及其行为都有显著影响。将胆小小鼠的粪便细菌移植给爱探索的活跃小鼠后，后者会变得比之前胆小，探索自己生活环境的意愿也会下降。将爱冒险小鼠的粪便细菌移植给胆小小鼠，它们会变得更加勇敢、更乐于探索，不会再藏身暗处，而是会勇敢地迈入新的生活空间。[15] 更有趣的是，小鼠的大脑化学反应也会在粪便移植后发生变化——爱冒险的小鼠体内会产生更多的脑源性神经营养因子（brain-derived neurotrophic factor，BDNF），这与它们是天生爱冒险，还是粪便移植后开始爱上冒险无关。同理，无论是天生胆小，还是粪便移植后才变得胆小的小鼠，它们体内的脑源性神经营养因子都会相对较少。[16] 显然，肠道细菌会影响大脑的化学变化，大脑的化学变化又会影响行为。不过，正常情况下，行为的决定权应该掌握在肠神经系统的手里，有益的（而非有害的）肠道细菌会为其提供支持。

还有一个有趣的案例，研究的是体重与微生物组构成之间的关系。2015 年，美国感染病学会（Infectious Disease Society of America）在《科学日报》（Science Daily）上发表报道称，一名女性在接受一名超重捐赠者的粪便移植后，其患有的一种危险的传染病，艰难梭状芽孢杆菌（Clostridium difficile）感染被治愈。这名女性的体重一直很正常，但术后她很快就胖了 35 磅（约合 15.9 公斤）。她体内的微生物组变得更接近超重者的微生物组了，而这种变化改变了她的饮食行为和体重！[17]

肠道菌群变化甚至可以改变人的基本性格特征，改变程度之大一直在刷新我的认知。我们以为性格特征是不可控的，以为消极的性格特征也是我们身上固有的一部分，但事实是，它们常常与消化系统的不平衡有关。我有位患者是某家公司的首席执行官。他已经 60 多岁了，但仍然争强好胜，咄咄逼人，只是精神集中度方面出了点问题。见到我时，他说他的部分问题在于，他是个"混球"（请原谅他的脏话）。

"真的？"我说，"这个嘛，你或许认为自己天生如此，但也可能只是因为你的消化功能失了衡。"当然，不友善并不是病，但他的行为有没有可能与肠道有关呢？我认为有。

果然，在开始了普莱疗法后的某一天，他走进我的办公室，对我说："天哪！原来我并不是一个那么坏的人。我之前只是失去了平衡。"他的性格仍然强势，但比以前耐心多了，也更专注、更通情达理、更能调节情绪了。

记住，这些细菌有数十亿个，每一个都有自己的偏好和功能。理想情况下，它们处于对我们有益的平衡中——有益细菌和中性细菌占大多数，有害细菌数量有限，且受控于有益细菌。高度多样性的细菌对身体系统来说往往更好，因为这能降低任意一种有害菌群的影响力。有害细菌的数量一旦过多就会招来麻烦，而生活方式的改变很可能会导致有害细菌的过量繁殖。你所做的事，所吃的食物，你的放松或紧张程度，都可以在短短24小时内大幅改变你的肠道菌群。如果你给有害细菌提供了它们爱吃的食物（比如精制糖），却饿着有益细菌，不给它们提供爱吃的食物（比如纤维），前者就会过度繁殖，对你的影响也会更加显著。幸运的是，你的肠道细菌既然能在24小时内恶化，自然也能在24小时内得到改善。

微生物组还进化到了既可以促进你的消化（比如生成有助于消化的酶），也可以阻碍你的消化的程度。还记得我给你讲过的安全漏洞吗？当神经胶质细胞受损，细胞连接松动，破坏性物质就会进入血液，随血液循环进入大脑。某些类型的有害肠道细菌，它们的有害影响之一会在相继死亡时显现。这些细菌的细胞壁内存在内毒素，一旦细菌死亡，这些内毒素就会被释放出来，引发炎症及神经胶质细胞受损，进而导致肠漏，再进一步就是脑漏。这些坏家伙的数量越少越好，因为它们在肠道内释放出的内毒素会感染我们的大脑。

通过该领域的研究，我们将进一步了解这一多功能的、复杂的肠脑关联，其中当然也包括了我自己的研究——我目前正与一个团队合作研究肠道与大脑之间的关系，确切来说就是研究普莱疗法的原理会对神经退行性疾病患者的临床治疗有何改变。因为我的患者中有太多人抱怨集中力或注意力的问题，他们想知道自己是否患有"成人多动症"（adult ADHD），或者焦虑症、抑郁症、破坏性的经前期综合征（premenstrual syndrome，PMS）。他们或者有脑雾，或者有睡眠障碍，或者感觉疲惫无力。这些患者中有许多才二三十岁，却已经开始抱怨自己身上出现了痴呆症的症状，他们害怕自己患上了早发性阿尔茨海默病或其他一些退行性疾病。我看着他们时就会想，*从生理学上说，你们根本不可能患上痴呆症——你们太年轻了！*如果二三十岁的人都会得痴呆症，人类就遇到大危机了，但就他们的描述而言，又确实与痴呆症的症状相吻合。

事实上，他们确实没有患上痴呆症。这些患者虽然年纪不大，但感觉自己身上已经出现了五六种神经系统问题（多动症、早发性痴呆、抑郁、焦虑、失眠），他们认为自己需要服用或可能已经在服用多种药物，不过，他们中的许多人完全忽略了自己应该首先完成的那一项任务：修复消化系统。通常，这些患者身上都有肠神经系统功能障碍的问题，该系统的控制权已被拱手让给了肠道细菌中的投机分子，最终引发了肠漏与脑漏。他们已经陷入了毒性炎症状态，而且营养不良。在这种情况下，就算吃了健康食品，也无法吸收，此外，他们的大脑也无法与他们应该且想吃的食物建立联系，问题只会不断恶化。

肠脑关联一直存在，且已得到证实，你无需等着医学院将它教给下一代的神经科医生。我们已经知道由肠道细菌引起的功能障碍可以导致大脑功能障碍，而最终的结局也往往就是如此。若要阻止这种情况发生，你就必须在血脑屏障遭受严重损伤、丧失完整性之前进行干预。

可治疗阿尔茨海默病的疗法？

有研究首次证明，个性化、多方面的生活方式干预可以逆转阿尔茨海默病所导致的记忆力减退等症状，并且长时间地维持住改善的成果。该研究由来自加州大学洛杉矶分校及巴克老龄化研究所（Buck Institute for Research on Aging）的戴尔·布里德森（Dale Bredesen）博士主持，所采用的治疗方案涉及 36 个步骤与广泛的改变，其中许多步骤与我在普莱疗法中的建议一致。[18] 部分如下：

- 添加香料和草药，比如姜黄素（从姜黄中提取）、南非醉茄和婆罗米
- 通过摄入有益细菌来修复消化道
- 少吃促炎食物，比如谷蛋白和加工食品
- 冥想
- 增加睡眠时间
- 优化口腔卫生
- 适度锻炼
- 晚餐与早餐间隔 12 小时，且这段时间内禁食

这项研究意义重大，因为它证明了，相对简单的生活方式改变能够切实改善我们曾以为不可治愈的进行性疾病。

阿育吠陀医学一直都知道的事

　　纵观全球，最懂肠脑关联的就是阿育吠陀医学了，它认为，一切健康均始于肠道，大脑健康也不例外。我在接受阿育吠陀医学培训时学到的第一件事就是，无论任何疾病，都必须先解决消化问题，才能开始其他治疗。在阿育吠陀医学中，**消化**这个术语包括了消化过程的所有阶段：吸收食物中的营养，清除废物，以及排出食物与新陈代谢副产品残留下的毒素。阿育吠陀医学将支配这一切的力量称为阿耆尼。我给你介绍过这个词，但谨防忘记，再提一下，阿耆尼是消化之火。它是促进消化的能量，它能燃烧食物为身体提供能量，还能处理废物。它就位于你的小肠内。记住，我们现在讨论的是阿育吠陀医学，因此对人体会有不同于西方医学的认知。你无法在任何成像设备上看到阿耆尼，因为它只是一种描述方式，描述人体内负责消化的能量。

　　人体内其他种类的阿耆尼也在做着转化的工作。它们会"消化"你的所有经历——身体上的、情绪上的，还有精神上的。不过，只有你肠道内的主阿耆尼足够强大，其他阿耆尼的转化功能才能正常发挥。换言之，只有你的消化功能运转良好，你的大脑才能正确管理与整合你生活中的其他所有方面。

　　这很简单，真的。只要提升了消化能力，能够做到每天排便，且饭后不再感到饱胀，人们"消化"经历的能力就会出现巨大提升，包括"消化"童年的记忆与创伤。一旦消化（主阿耆尼）被激发，且运转良好，副阿耆尼们就会开始行动——处理、消化，并最终告别可能已在你体内"卡"了数十年之久的心理问题。想象一下，你吃下的一顿饭在你体内卡了二三十年，当你终于能将它消化，终于能彻底摆脱它所产生的废物时，会是种什么感觉。在你消化及告别过往经历时，就是这种感觉。

心理问题可能会超过人们的承受极限——有时甚至比身体问题更加严峻，更别提这二者常常同时出现。好消息是，它们彼此关联，出现功能障碍时是这样，恢复时也是这样。在治愈身体问题时，你的心理问题往往也会随之改善，通常只需再辅以微末的努力就能治愈——这能让很多人如释重负。

普莱疗法能够让我的患者自然而然地养成更健康的习惯，也能让他们的体重自然而然地减轻，同样地，它也能让他们的心理问题自然而然地痊愈。即使无法彻底痊愈，也能让他们做好应对这些顽固问题的心理准备。他们会感觉自己做好了接受心理咨询的准备，或者感觉自己已经能够采用一些曾经抗拒且忽视已久的解决办法了。他们会更乐于接受，也更具有恢复力。这些你也可以做到。

现在你明白为什么肠道不只是第二个大脑这么简单了吧。它就是**大脑**，与你颅骨中的那个大脑紧密相连。它们就是一回事，它们会彼此对话，来回发送信号，共同解决问题，并努力帮你保持平衡——身体上的、思维上的、情绪上的，以及精神上的。一切都是从治愈肠道开始，做到这一点并不需要非人般的努力。它是系统性的。它很简单，用普莱疗法调理好你的身体，让它发挥出应有的功能即可，而你要做的只有一件事，即为该系统投放正确的补给。

第三部分

普莱疗法

第六章

四大阶段

　　这世上并不存在适合所有人的节食方法，更不用说排毒疗法了。常规西医往往会将症状逐个区分，同一症状的不同患者亦采取相同的治疗方法。但是自然医学不同，我们会因人而异。每一个身体、每一个大脑、每一条肠道，以及每个人的生物化学变化都是独一无二的，更何况它们还在不断变化。在我的诊所里，我会根据患者的遗传易感性、健康状况、生活方式倾向和症状概况为他们量身定制治疗方案。当然，用书是不可能做到这一点的。

　　不过，我们还是做了一些定制。还记得你在第四章做的假性脂肪小测验吗？那是第一个。本章开篇，我想再提供一个能基于你本身独特性来定制方案的方法。你已经完全了解了大脑与肠道是如何协同合作的，下面，我想帮你判断自己的肠道有多聪明。这将直接影响你的疗程推进速度。你可能听说过智商测试，甚至可能做过这样的测试。但你做过肠道智商测试（Gut IQ Test）吗？

你的肠道智商

你肠道里的大脑有多聪明？你肠脑关联的运转有多正常？你的肠神经系统遭受了多少伤害？对你来说，逆转功能障碍并开始痊愈有多容易？是时候找出这些问题的答案了。你的分数将对应你应在普莱疗法各个阶段花费的最少周数。如果你的肠道很聪明，你就可以快速推进该疗程。如果你的肠道比较笨，也不要感到吃惊或不快，这种情况十分常见，你只需要减缓疗程推进速度，让每个阶段都能真正发挥作用，并最大程度减少或减轻排毒的不适症状，就能收获非常好的疗效。

肠道智商测试

在回答每个问题时，请先回忆自己过去一年的生活及出现的症状。对于该问题所描述的经历，你是从未、罕有、有时、经常，还是总是出现？

1. 我便秘。＿＿＿＿＿
2. 我有胃胀气的感觉，尤其是在进食后。＿＿＿＿＿
3. 进食后，我的喉咙会有阻塞感或有痰。＿＿＿＿＿
4. 进食后，我会感到烧心或胃酸过多。＿＿＿＿＿
5. 我有严重的肠胃胀气，尤其是进食后。＿＿＿＿＿
6. 我舌头上有一层厚厚的白灰色舌苔，早上尤其明显。＿＿＿＿＿
7. 早上，我会觉得脑袋里雾蒙蒙的，一片混乱——头脑不清醒。得过上一会儿，我才会觉得自己真的醒了。＿＿＿＿＿
8. 我的身体沉重，行动迟缓。＿＿＿＿＿
9. 我在下午会感觉疲倦（从两点左右开始），就算睡了

八个小时也是如此。　　　　　　　　　　＿＿＿＿＿

10. 进食后，我会感到上气不接下气。我容易感觉自己
　　的身体哪里不对。　　　　　　　　　　＿＿＿＿＿

11. 我懒散，缺乏动力。我似乎无法摆脱这种莫名的不
　　适感。　　　　　　　　　　　　　　　＿＿＿＿＿

12. 我有鼻窦堵塞或肺阻塞，以及 / 或慢性过敏。＿＿＿＿＿

13. 大多数日子里我的思绪都很混沌。我再没有过去那
　　般"敏锐的头脑"了。　　　　　　　　　＿＿＿＿＿

14. 我容易反复吐痰，或者口腔气味难闻。　＿＿＿＿＿

15. 我容易对食物缺乏兴趣，没有真正的食欲。＿＿＿＿＿

16. 我的胃里有一种沉重的、闷闷的隐痛感，感觉自己
　　在负重一样。　　　　　　　　　　　　＿＿＿＿＿

17. 我容易感冒，也经常被其他小病毒感染。就好像什
　　么都能感染我一样。　　　　　　　　　＿＿＿＿＿

18. 我并不是每天排便——也许隔一天，甚至一周一次、
　　两次或三次。　　　　　　　　　　　　＿＿＿＿＿

19. 稍微活动一下，比如爬几级楼梯或者快步走，我就
　　会喘不过气。我知道自己的身体并没有虚弱到那种
　　程度！　　　　　　　　　　　　　　　＿＿＿＿＿

20. 锻炼，或是一般的体力活动，都会让我精疲力竭，
　　而不是精力充沛。　　　　　　　　　　＿＿＿＿＿

回答完所有问题后，根据相应答案的数量计算总分：

从未：　　　　　＿＿＿＿＿× 0 分 =　　　　　　0 分

罕有：　　　　　＿＿＿＿＿× 1 分 =　　　　＿＿＿＿分

有时：	_____ × 2 分 =	_____ 分
经常：	_____ × 3 分 =	_____ 分
总是：	_____ × 4 分 =	_____ 分
总分：		_____ 分

50—80 分：慢速通道——每阶段四周。你的肠道确实需要你多花些功夫，但不要难过，这很常见。我在第一次接触阿育吠陀医学时，正为偏头痛所苦，分数也在这个区间。现代社会的生活方式特别容易导致肠道与大脑的退化，我的许多患者都属于这一类。我强烈建议你慢慢推进该疗程。相信我，慢慢来有时才是成功的最快方式。每个阶段都要保质保量地花上四周——四周看似很久，但按照这个速度，你的变化才能真的稳固下来。

人们往往以为，他们将疗程推进得越快，该疗法就会越有效，但事实恰恰相反。急功近利可能会引发超出你掌控的排毒不适症状，这可能会削弱你坚持该疗法的毅力。这样做的人常会复发，体重也会随之反弹，有时甚至胖得比减得还多，同时还会出现更严重的脑雾与更加疲惫无力的情况。

此外，就该疗法而言，只有确保当前阶段真正实现了其设计初衷，才能让下一阶段发挥出最佳疗效。举个例子，你若不先改善自己的消化功能与淋巴系统，就无法克服自己的嗜食欲望。你若不先给自己增加营养补给，就无法让肝脏真正卖力地工作。每一个阶段的成功都要建立在上一个阶段的基础之上。

相信我，循序渐进才是真的智慧。假设你正试图尽可能快地建好一栋房子。真心想建房并不代表你就应该匆忙草率地打地基。你必须打好牢固的地基，才能开始建造各个房间，你必须修好了墙与屋顶，才能开始粉刷房间。你甚至可以延长每个阶段的用时，也可以将每个阶段拆分成更细的步骤，如果这样能让你感觉更舒服的话。真的完全不用着急。我第一次尝试该疗法时，每个阶段都花了两个月的时间。如果你觉得可以接受，我鼓励你也按照这个速度进行。缓慢的改变会变成永久性的改变，随着阻碍你进步的毒性物质一点一点排出体外，你的身体也需要有重新适应的时间。该疗法的意义在于，帮你一次性甩掉淤积的废物与多余的体重，永不反弹。

20—50 分：中速通道——每阶段三周。你的肠道达到了平均智商水平，但它绝对还可以更聪明，它的聪明程度也绝对会影响到你的大脑功能与能量水平。在进行普莱疗法时，你的排毒不适症状不会有高分者那么严重，因此可以推进得稍微快一点。你仍然可以选择慢速通道，我甚至鼓励你这么做。每个阶段你都可以选择自己觉得合适的速度，基于你的得分情况，你的速度上限是每阶段三周。不能再快了！

1—20 分：高速通道——每阶段两周。你的肠道很聪明，这是个好消息！你可能距离自己的健康目标与体重目标并不远，但仍需要一点点助力才能最终实现。不过，即便是已经很聪明的肠道，也依然可以朝着天才的水平继续努力！或许你已经感觉很好了，但你仍然可以拥有更清晰的思维、更充沛的精力，并将多出来的最后那几磅肉也统统减掉。环境因素很容易让你从感觉良好落入失衡状态，不过，在完成普莱疗法之后，你抵抗该影响的能力也会增强。你可以快速推进该疗程，每个阶段两周时间就够了，不过，与前两种情况一样，你如果更愿意慢一点，就更好了！将它变成为你量身定制的普莱疗法。

无论你得分多少，普莱疗法都能帮你提升肠道智商，扭转不利局面。如果你的肠道因为功能障碍变"笨"了，肠道细菌就会有机可乘，通过给大脑发送神经递质来发号施令，控制你的选择，甚至情绪，最终令你的节食计划流产。你对致胖致病食物的欲望会变得过于强烈——因为这些欲望是由有害肠道细菌以神经元信号的形式发出，经迷走神经直接"传递"给大脑的。这不是一场意志力的战争——这是一场生化战役。

要想减重和恢复神经系统的正常功能，就得提升肠道智商，提升方法就是让肠神经系统重新上线工作。使肠神经系统恢复正常既能克制嗜食欲望，也能消除肠道细菌中那些机会主义者所带来的其他负面影响。修复消化系统，营造一个有利于有益细菌的肠道环境，提升营养吸收能力，并为身体提供富含营养的食物，这就是让肠神经系统痊愈并重新开始工作的最佳方式。这也是普莱疗法能为你做出的一大贡献。

当体重自然减轻时

随着肠道智商的提高，肠道就能恢复与大脑之间的交流，而且交流的信号会增强，也会更清晰。最终，你的意识将获知并记住哪些食物是有毒性的。当肠神经系统开始重掌控制权，你的身体就能在你吃下有毒性或有害食物时做出适当反应，比如让你想吐或"精神恍惚"。你的身体会立即设法将这些食物赶出去，可能导致呕吐、腹泻或胃痛。在进行普莱疗法的过程中，你会慢慢留意到身体对某些食物的排斥，这正是减重无需意志力的原因所在。你的体重会自然减轻，因为你的身体将排斥那些致胖的食物。

那些在你肠道"蠢笨"、有害细菌掌权时还能吃得下的食物，终于令你无法忍受了，与此同时，你的肠道与大脑终于能够顺畅无碍地交流了，自此，你的饮食习惯才会真正改变。你的肠神经系统与有益的肠道细菌都是为你而非寄生细菌服务的，一旦肠神经系统重新掌权，你的食欲就会开始恢复正常。肠神经系统协调排毒与消化过程的效率也会提高——因为它更聪明了！

最重要的是，你并不需要更强大的意志力。你需要的只是更聪明的肠道。这就是为什么你在生活中的其他方面，比如在事业与个人生活上明明很聪明，却仍然无法改变自己饮食习惯的原因。这并不是性格缺陷。这是肠道细菌的缺陷。

更好的消息是：若在此之前，你已经觉得自己的大脑挺聪明了，那就请期待一下肠道智商提高后的效果吧。这是我当时收获的最大惊喜。我以前就一直觉得自己很聪明，在修复了消化功能后，我竟然变得比以前还要聪明，还要有创造力，同样的情况也出现在我的患者身上。许多人在完成普莱疗法之后，要么开启了新的事业，要么在原公司得到了晋升。他们或是创办了公司，或是拥有了更好的人际关系，或是收获了更大的成功。总之，肠道若有功能障碍，大脑也会有功能障碍，肠道若是聪明了，大脑也会更聪明，你的生活方式也会更有智慧。

在知道自己的适用速度与肠道智商之后，让我们正式进入普莱疗法吧！请按部就班地完成每个阶段，这样才能收获最大的疗效。各个步骤环环相扣，会共同修复你的肠道黏膜，重建你肠道内的有益菌群，为你清除毒素、减轻炎症，降低你对成瘾性食物的欲望，令你的大脑功能正常化，以及改善你吸收食物中微量营养物质的能力。在这些阶段中，你所需做到的最重要的一件事就是留心。留心你的感受。留心你的身体反应。留心食物的味道，以及这些味道的缓慢变化。尽量控制自己，不要完全凭习惯吃东西。留心你是否真的想要吃某种食物。如果是，就吃。如果你突然对过去热爱的某种食物兴趣衰减，请留意这种变化，并尊重它。你的身体正在改变，它越来越能敏锐感知到生活方式对你的影响，当你做出一些它不喜欢的事情时，它就会发出警报。

最后，我希望你能乐观并快乐地度过这段时光。它并不是一种充满剥夺或痛苦的疗法。尽管你可能会出现一些轻微的排毒不适症状，但我会一直陪在你左右，帮你将不适感降至最低。在结束该疗程时，普莱疗法能够给予你的奖励是：让你的身体更快速地应对变化，让你的头脑更青睐有益的生活方式，帮助你维持健康，拥有充沛的精力、强壮的体质与正常的体重。一起来吧，让你的生物化学变化为你服务，而非与你作对。开始吧，让普莱疗法为你好好调理！

第一阶段

激活生物化学转变

在第一阶段，我们要提升结肠与淋巴系统的工作效率，这样它们才会开始清除淤积在主排毒通路内的阿马。这是至关重要的第一步，也是清除阻碍你身体运转的最表层阿马的初阶工作。为了实现这一目标，你的肾脏通道也会被打开，因此小便量很可能会比平时多一点。管道若是堵塞，就无法冲走其中的废物。若肠道菌群得到滋养，就能加快你体内物质通过结肠的速度。别担心，这感觉是很棒的！

记住，你目前还不需要放弃任何食物或开始任何运动，*除非你想要这么做*。如果你过去常吃的东西突然不那么诱人了，或吃了突然会不舒服，那就试着放弃它，看看感觉如何。

第一阶段概览

请完成本章开头的肠道智商测试，并在测试结果对应的时间段内完成下列内容：

- **每日干擦**。每天早上沐浴前，先戴上生丝手套或使用干擦专用刷干擦皮肤。

- **喝普莱茶**。早上将普莱茶泡好，喝上一整天。（下面会给出配方。）如果你有淋巴淤积的问题（参见第 95 页的假性脂肪小测验），在茶里加半茶匙茜草粉。如果你有胀气或饱胀的问题，加半茶匙葫芦巴籽（fenugreek seed）。

- **服用三果宝**。每晚睡前，将 1000 毫克三果宝倒入满满一杯室温水中服下（最容易买到的三果宝是胶囊状的，你可以将其中的粉末倒出，混入水中服用）。我所使用并推荐的三果宝产品见书后"资源"一节。

- **用纤维冲洗肠道**。每隔一天的晚上，在睡前服用一次纤维：磨细的亚麻籽与洋车前子壳各取一茶匙，混入一杯室温水中喝下。你可以将三果宝混入纤维水中一起喝。

现在我们来细说每一步，让你了解具体该怎么做，以及为什么要这样做。

干擦

干擦是沐浴前的去死皮程序。它不同于与水一起使用的去死皮产品，比如沐浴时用的那些。干擦不能有水，可使用专门的刷子或表面粗糙的手套。（在大多数健康用品店或天然产品店内都能轻易找到适合干擦的刷子。）阿育吠陀医学将干擦称为**加沙那**（*garshana*），首选工具是生丝手套。我也偏好这个，这种手套不贵，可以网购。无论选用哪种工具，干擦都有以下两大基本目的：

1. 通过去除死皮提高身体的排毒效率。记住，我们是在清除阻塞，死皮细胞层会阻塞汗腺或降低汗腺的工作效率。死皮细胞还是一种身体废物，干擦能将这种废物清除掉。

2. 瞄准淋巴系统。该系统位于皮肤正下方，贴着皮肤。干擦对淋巴系统极其重要。你已经知道淋巴管内没有泵。你帮它们动，它们才会动。你不动，它们就没有运动的动力。朝着心脏与淋巴结的方向手动按摩皮肤，可以促进淋巴流动，提高身体的排毒速度。本质上，你是在帮忙引流，让生物化学废液流入淋巴结，由淋巴结将它们清除。人们出现关节发炎问题（包括关节炎）的原因之一就是淋巴拥塞。淋巴管阻塞也会令皮下脂肪团增多。但凡存在大量皮下脂肪团的地方，都应是你淋巴按摩的重中之重。只要能让淋巴流动起来，你脂肪细胞内的液体含量就会减少，皮下脂肪团凹凸不平的外观也会随之减轻。

我希望你能在每天早上沐浴之前，花五到十分钟干擦。如果你无法每天坚持也没关系，但应该设定一个目标，每周至少有五到六天要认真彻底地干擦。方法如下：

加沙那淋巴按摩

1. 在开始时，要确保皮肤是干燥且干净的（毕竟是在沐浴前，你的皮肤不需要干净到一尘不染，但不应有任何乳液或油）。
2. 使用丝质手套或刷子，以打圈的方式大力按摩你的手腕和手肘突起处，然后直线式按摩，从手指一直按摩到上臂最高处，将淋巴引向腋窝处的淋巴结。
3. 以打圈的方式按摩胃和臀部。
4. 以打圈的方式按摩膝盖，然后由下至上直线式按摩大腿，将淋巴引向腹股沟处的淋巴结。
5. 以打圈的方式按摩脚踝和脚。然后使用中等到重的力度由下至上直线式按摩小腿肚。
6. 沐浴。

普莱茶

这种茶是普莱疗法的基石。它有助于愈合肠道黏膜，提高营养吸收能力，以及促进淋巴系统工作。普莱茶能够促进液体在体内流动并排出体外，因此你的小便可能会增多，这是一个好的迹象。这种茶美味可口，制作步骤如下：

普莱茶

烧一壶开水，量为 4 到 5 杯。

在烧水的过程中，向壶中添加：

二分之一茶匙孜然籽

二分之一茶匙芫荽籽

二分之一茶匙茴香籽

额外选项：

- 如果第 95 页的假性脂肪小测验结果显示你有淋巴拥塞的问题，就再加半茶匙茜草粉。（它是粉末，无需过滤，因此可以直接加在已泡好并过滤好的茶中。）
- 如果你有严重的肠胃胀气问题，就再加半茶匙葫芦巴籽。
- 有些人的消化之火格外难点燃，因此，你若想进一步增强自己的阿耆尼，就再加 0.5 到 1 英寸（约合 1.3 到 2.5 厘米）的新鲜去皮生姜。水开后再加。想让生姜味浓郁些，可以将新鲜生姜留在保温瓶中；希望生姜味淡一点，可以将它与其他原料一并过滤掉。

水开后，再煮 5 到 10 分钟，具体时间取决于你希望有多浓的茶味。煮好后，过滤掉原料，将茶水倒入隔热容器（比如保温瓶），保证它一整天都是温热的。可以使用滤茶球，省去一些清理的麻烦。茶要喝一整天，尽量在下午 6 点前喝完，这样晚上就不会多次起夜了。

咖啡成瘾者怎么办？

致咖啡爱好者：别担心，我不会要求你戒掉咖啡！

许多患者来找我看诊时都表示不愿放弃咖啡，这没什么。我只要求你先把茶泡好，若你喝下一杯茶后还是想喝咖啡，那就喝吧。只要能确保一天内把茶喝完就行。若你习惯一天喝好几杯咖啡，也请留心自己在开始普莱疗法之后的感觉变化。我发现，许多爱喝咖啡的患者会渐渐开始讨厌咖啡因的作用，尤其是好几杯咖啡因的作用。如果你也出现了这种情况，请留心身体的感觉变化，并适当减少咖啡的摄入量，确保自己既能继续享受咖啡，又不会因饮用过多而感到过度紧张或焦虑，或导致胃酸过多。

普莱茶功效强大，原因有好几个。最直接的原因之一就是温度。想想你是怎么做清洁的。热水总是比冷水好用。还有在做面部护理时，你可能会通过蒸脸来清洁毛孔，因为热能打开毛孔。同理，热也能打开体内通道，提高废物的清除效率。

身体就像一个庞大的道路网络。有些是多车道的州际公路，有些是双车道公路，有些是连接小镇的县公路，还有一些是泥土小径。这些道路包括你的主动脉、主静脉、皮肤下流动的淋巴管，以及细胞间隙中用显微镜才能看到的微型通道。这些通道还包括了阿育吠陀医学中所谓的**纳迪斯**（*nadis*）与**斯洛塔斯**（*srotas*）。所有这些通道的职责都是：输送血液、淋巴等液体，将营养物质运送至各器官，并将废物排出体外。它们联通了你的心、肺、肝与各个腺体，连接着你身体的最末端，从你的大脑到小脚趾。

不过这些通道时常拥塞，就像高速公路上遇到连环追尾、公路上遇到泥石流，或住宅区街道上遇到倒下的树。热热的茶温就像血管舒张剂，可以扩张血管与淋巴管。这就像是多修了一条车道，或加宽了原本狭窄的道路，自然更方便清理和疏通。

古老的智慧

我总是推荐患者喝热的、温热的，或至少是室温的饮品。想象一下，你若将双手伸进冷水（或雪）里会如何。你的手指会变白，因为寒冷会减少流入该区域的血液，并令血管收缩紧闭。在你喝冷饮（比如加冰的茶或冰水）时，你的消化道也会出现相同的反应——血管收缩，血液流出该区域。负责运进营养物质及运出废物的通道会被关闭。

这和你想要的正好相反。你想让血液流向你的消化道，帮忙促进健康、有效的消化，以及帮忙排出废物。热饮恰恰能做到这些，不仅仅是茶，任何热饮都是如此，它们能够打开通道，促进流动。所以，请坚持喝热茶，不要在水里加冰。

能让你受益的不仅仅是温度，不然的话，任何茶，甚至热水，都能产生一样的效果了。普莱茶具有强大疗效的另一原因在于其中所添加的特定香料。在促进消化、增强代谢和重新激活迟缓肠道方面，孜然、芫荽、茴香都属于最有效的香料之一。

- **孜然**是古人用来治疗消化不良、肠胃胀气及其他消化问题的一种药物。它蕴含强大的抗氧化物质和铁，还有纤维，能刺激体内的酶，增强消化功能。研究表明，孜然还能减轻消化道黏膜炎症，改善肠功能。[1]

- 芫荽是一种助消化剂，尝起来是怡人的坚果味，加热可增强其功效。阿育吠陀医学认为，芫荽能缓解肠胃胀气、消化不良和痉挛，还能减轻炎症，因此可用来治疗许多种肠道疾病。此外，它还被证实可以抑制类风湿性关节炎所引发的关节肿胀。[2]

- 茴香能令消化道内的平滑肌放松，因此可用于治疗腹绞痛、肠易激等肠道疼痛问题。它还有助于缓解肠胃胀气与消化不良，以及促进身体脂肪的燃烧。它含有植物雌激素，对有激素问题的女性大有裨益。它往往还能以平衡的方式抑制过度的食欲。茴香还有另一显著功效——促进淋巴排出，帮忙减少假性脂肪。少量咀嚼茴香籽还能清新口气。

让普莱茶成为你日常生活的一部分，它真的会给你大开眼界的体验。在第一阶段，你会感觉腹部发热，那是你的阿耆尼。就是这种能量在帮助你的身体吸收并同化营养物质，帮它燃尽毒素与多余脂肪。消化功能如果不好，你就总会觉得冷，觉得没精打采。这种茶对你有益，因为它既能增强阿耆尼，也能为你减轻身体炎症。

顺便一提，这个配方在舒缓消化系统方面效果突出，因此经常被我的患者分享给他们的亲朋好友。我甚至有让一些人把它当作节日礼物送给别人。好东西怎么能自己独享呢？

三果宝

这是普莱疗法中我最喜欢的部分之一。三果宝真的是我所知道的最接近灵丹妙药的东西了。它很常见，由三种浆果干磨细制成，是一种全天然食品，能给人体带来显著的变化。你可能还记得，这些浆果中有一些是我家过去常当作三餐调味品在用的，通常都是腌制过的。腌制的在美国可能不好找，但幸运的是，干粉末状的还是很好买的，你依然可以享受三果宝带来的全部益处。你有可能是第一次听说这个名字，也可能觉得它听起来像苏斯（Seuss）博士童话书里的名字，但三果宝并不是什么诡异、危险的草药。它只是浆果。而且一粒胶囊中的粉末含量最多不超过一颗浆果。在我的诊所，我们经常一次给患者吃好多匙的三果宝粉，完全不担心他们会"用药过量"，因为这就好比在吃蓝莓，要吃蓝莓吃到足以危及生命的程度也太难了。

三果宝是不同食物的绝妙组合。它会有轻微的腹泻作用，但也能治愈受损的肠道黏膜内衬与肠道神经，因此是非常好的结肠清洁剂，能够让你的消化器官重新正常蠕动起来。它不会强行排出结肠中的物质，它只会帮助结肠做它本来该做的事。它并不是一种你得吃上一辈子的泻药，你可以吃一段时间，停一段时间，这样就足够它发挥出所有疗效了。不过话虽如此，我连续服用三果宝已有 15 年之久。我吃它，并不是冲着它的腹泻作用，而是因为每一天的生活都充满压力，这些压力会发送大量信号干扰肠神经系统。以我为例，我经常需要出差，在无法吃到最健康的食物时，三果宝中的抗氧化成分就会帮我保护肠道，防止它因我的出差而出现慢性损耗。

现在能买到的三果宝产品，其标签上标的含量都是以毫克为单位。请以每天服用 1000 毫克这一目标量开始。你可能需要在睡前一小时左右服用一或两片，具体取决于你所购买的品牌。[我个人使用并推荐的品牌是瓦皮卡（VPK）[1]，产品名为"有机消化力：三果宝加"（Organic Digest Tone Triphala Plus），更多信息见书后的"资源"一节。] 如果吃了一周，你还是没能实现每天一次的顺畅排便，那就加大剂量，每天 2000 毫克。如果再过一周，排便仍然没有好转，就继续加大剂量，每天 3000 毫克。就算加到每天 4000 毫克也是很安全的——记住，三果宝只是干的浆果而已。

三果宝起效越慢，你所需的用量就越大，你应在普莱疗法第一阶段停留的时间就越长。三果宝要吃多久才能起效取决于你的肠道智商，因此，若你在肠道智商测试中的得分表明你的肠道需要接受更长时间的教育，那么你就要做好多服用三果宝一段时间的准备，以便其发挥出强大的疗效。你必须先让结肠高效运转起来，才能确保普莱疗法的后续环节达到预期效果。

一旦消化功能有了改善，你就会慢慢感觉到自身新陈代谢方面的一个转变。你的排毒效率提升了。三果宝格外有利于排毒，这得益于它所含的三种浆果，它们会发挥三重作用。这三种浆果是油甘子、诃梨勒和毗黎勒，下面让我们更仔细地了解一下它们。

---

[1] 该品牌名称 VPK 取自阿育吠陀医学中，人体三大能量瓦塔（vata）、皮塔（pitta）、卡法（kapha）的首字母。这三者在本书中也指三种体质类型，详见第九章。

古老的智慧

> 三果宝在印度是广受尊崇的，古语有云："即使没了母亲，只要有三果宝，你就没什么可担心的了。"这话可能夸张了，但确实能反映出三果宝的影响之大，以及对健康的助益之大。

油甘子

油甘子（又称印度醋栗或余甘子）[1]是最强效的抗氧化物之一，也是阿育吠陀医学中最重要的药用植物之一。这种果实是一种极为有效的抗炎退烧药，有轻微的腹泻作用，甚至还有研究正在检验它的抗癌作用。3 它真的能有效减轻炎症，稳定血糖。一些研究称，它的疗效不亚于口服糖尿病药物。4 我觉得这真是相当了不起了。

油甘子之所以具有如此强大的糖尿病治疗功效，关键原因有二。第一，它能令血糖恢复正常，稳定食欲和情绪，防止你挣扎在大起大落的食欲与情绪之中，这种大起大落是可以引发暴饮暴食的。第二，它会促进身体瘦肌肉群的形成，有助于更有效地调节血糖。油甘子会从根本上改变你的身体，这种改变甚至可以不涉及日常饮食或日常锻炼的变化。我喜欢油甘子还有一个原因，那就是它有助于提升肝脏的工作效率，还能在身体排毒期间，为

---

[1] 这三个名称在原文中混用，译文中统一为"油甘子"。

其提供抗氧化物。油甘子还能平衡食物中的一些酸性。经过新陈代谢，它会对身体组织产生碱性作用，帮助减轻炎症影响。这是最适合成为你日常食用的东西之一，从长远来看，日常服用含有油甘子的三果宝补充剂，一定能给你的身体带来巨大改变。

诃梨勒

另一种浆果是诃梨勒，它有显著的结肠排毒功效，有助于实现更有益健康的结肠细菌平衡，抑制以糖为食的微生物，助长对整体健康更有益的微生物。毒素越少，免疫系统与消化功能就越强大。更令人惊讶的是，研究表明，诃梨勒有显著的降血脂作用。这意味着，它能消脂，有助于降低胆固醇与甘油三酸酯水平，以及提高有益胆固醇水平，帮助预防心脏病。[5] 另一项诃梨勒研究还证明，它具有抗细菌、抗真菌的属性，能有效对抗一些讨厌的病原体或病因，比如大肠杆菌、皮肤真菌感染，还能有效防止可引发慢性溃疡等问题的体内细菌过度繁殖。[6]

毗黎勒

最后一种浆果是毗黎勒（又名毛诃子），它能分解脂肪，打开你的淋巴通道。当毒素与堆积的多余液体随着淋巴运动被排出体外，假性脂肪会逐渐消失。毗黎勒可以化瘀，而且印度有用其治疗哮喘，以及祛痰清肺的传统。和诃梨勒一样，它也有降血脂的作用，能够减少肝脏与心脏中的胆固醇与脂肪。它还能降血压。一些研究甚至表明，毗黎勒可以对抗艾滋病病毒与疟疾。我觉得毗黎勒就像真空吸尘器，可以吸出毒素。梵文中有句关于毗黎勒的话："吃了它，疾病就无法靠近你。"

这些就是三果宝的神奇之处。如果被困荒岛，只能带一种补给剂，我肯定会选三果宝。三果宝对人体的助益良多，涉及方方面面，真的是我最爱的草药之一。

纤维疗法

第一阶段你要完成的最后一件事就是补充一些纤维。这很正常，不是吗？有很多人会用纤维来治疗便秘，而大多数美国人的纤维摄入量都严重不足，这可能就是很多美国人都会消化迟缓与便秘的主要原因之一。女性每天至少需要摄入 25 克纤维，男性需要 38 克，但大多数成年人的每日纤维摄入量最多只有 15 克。

要解决这个问题很容易，也不需要你吃很多碗谷物。每隔一天的晚上，倒 12 盎司（约合 0.4 升）温热水或室温水，放入一茶匙洋车前子壳与一茶匙亚麻籽粉，与三果宝一同服用。将它们放入水中后要迅速搅拌，快速喝下，若放太久，水会变稠。你如果想多加点水，加就是了。做到这里就够了，喝下后的 30 秒内，你的日常纤维摄入量就能大幅提升。

我让你每隔一天补充一次纤维而不是每天补充的原因是，纤维会略微不利于三果宝的吸收，因此我希望你两天中有一天是只服用三果宝的。"每隔一天"的做法，仍能让你同时收获它们二者所带来的益处。

别担心难吃。它是坚果味的，略带颗粒感，没有什么令人讨厌的味道，而且对你消化系统的改善作用十分惊人。它能够吸出你消化系统中的废物，令这些废物的排出更快、更容易。这种纤维也是你体内微生物，即有益肠道细菌的食物，这类细菌既能鼓励更佳的饮食选择，也能促进减脂。纤维能促进有益细菌的增殖，并帮忙赶走有害的细菌，当你变得更健康，身体开始排斥和抛弃这些有害细菌时，它们就会相继死亡。

你是否需要调整自己的纤维摄入量

大多数纤维缺乏者都需要循序渐进地增加纤维摄入量，直至达到健康所需剂量。原因在于，刚开始时，你的肠道菌群喜欢的仍是糖与脂肪，而非纤维，突如其来的大剂量纤维，会令它们无所适从。这可能引起令人不适的副作用，比如胀气或饱胀，尽管这些副作用都是暂时的。纤维是一种益生质（prebiotic，消化道内有益细菌的食物），因此，你的不适感会很快消失。记住，初期的所有不适感都是肠道菌群正在改变的信号。若有任何不适症状出现，减少一点剂量即可——从洋车前子壳与亚麻籽粉各加二分之一茶匙开始。很快你就能轻松耐受这些纤维了。你会感觉很棒的，因为你的消化功能将不再迟缓，不再不适。

第一阶段的身体调理：
你会有什么感觉

你体内可能有一些长期积存的毒素，随着这些毒素的排出，你会感觉越来越好。正如上一章提到的，你可能还是会出现一些轻微的排毒不适症状（参见第 146 页的第一阶段排毒说明），但这些都是该阶段正在起效的明确迹象。随着体内毒素减少，你会发现自己的思维越来越清晰，睡眠越来越深且越来越有助于恢复活力。与此同时，你的身体可能会更轻盈、更具活力，但也可能感到疲惫或迟缓，可能会有一些爆痘，甚至可能会偶尔头痛或关节痛。

不要被一些身体上或心理上的不适感吓退。它们都是排毒过程中的自然现象。记住，随着毒素或阿马被排出体外，有害细菌会相继死亡，你的整个系统也会发生变化。你可能会察觉到，随着排毒不适症状的消失，自己的嗜食欲望也开始有了变化。你对糖或脂肪的渴望可能会减弱。你可能会开始不适应或讨厌加工食品的味道。事实上，根据患者反馈，他们的最大变化之一就是开始讨厌一些曾经爱不释口的食物。这是一个重大进展，也是肠神经系统恢复与你交流的第一个信号，它是在告诉你，它准备好做出一些改变了。比如说，有的患者会告诉我，他们有下午吃一根糖果棒的习惯，但突然有一天，他们开始厌恶糖果棒的味道了。还有一些患者告诉我现在吃完快餐汉堡，他们可能会偏头痛，而他们之前从未意识到二者之间的关系。

排毒能缩短"食物进入身体"与"食物引起反应"之间的时间差。身体对你所吃食物的反应会越加明显。当你意识到不值得为了吃到某些食物时的短暂快乐而忍受其所带来的疼痛与不适时，可能就会更愿意，也更坚决地戒掉它们了。我有许多患者甚至是在开始后的短短 30 天内就告诉我说，他们突然意识到有些食物对自己有害，决心戒掉它们。

这是因为，在身体将阻塞系统的垃圾清除掉之后，就会对你吃进去的东西更加敏感。我不会叫你戒掉糖果棒或芝士汉堡，不过，若是你的身体叫你这么做，请听它的，做它觉得正确的、对你有益的事。这就是你恢复身体意识的开端，而这种身体意识可能是你过去从未体验过的。

请跟随它，因为一切只会越来越好。

要坚持多久

通过肠道智商测试，你会知道自己适合哪条通道（快速、中速、慢速），以及你该在第一阶段花多长时间。但这只是指导性的原则。这一阶段应该持续到你拥有了上述所有益处为止。当你达到新的平衡，排毒不适症状减轻，就可以进入下一阶段了。

第一阶段排毒说明

第一阶段的排毒疗法是很温和的，但你可能还是会出现一些不适症状，比如爆痘、汗液或尿液气味古怪、疲劳、头痛、关节痛、脑雾或暴躁。如果你有不适感，可选择下面的应对之策：

- **慢慢来**。一步一步来，每个步骤持续两周，完成后再开始下一步。尽管这些原料都很温和，但是，你若从未接受过排毒疗法，或者体内积聚的毒素太多，你的器官就需要有更长的时间来恢复清醒和适应。

- **大量饮水**。每一天，除了喝普莱茶以外，务必再喝一升（约四杯）温热水或微温水。你的身体需要它们来帮忙冲出毒素。

- **增加纤维摄入量**。如果你的身体已经适应了洋车前子壳与亚麻籽粉各一茶匙的剂量，那就增至两茶匙，甚至最终增至三茶匙。纤维能吸附毒素并将其清除，避免它们被肠道重新吸收后进入血液，若再次进入血液，就又会被送回肝脏，让肝脏重复劳动。纤维能帮你更有效地抓住并清除阿马。这一步与其他步骤一样，都要慢慢来，要留心自己的身体对每种变化的耐受程度。

- **多休息**。即使你看不出自己的身体正在消耗能量，但是，相信我，它确实在非常努力地工作。正如你在做重脑力或重体力劳动时需要多休息一样，你在增加身体的生物化学劳动量时，也需要多休息。就算只早睡一个小时也会有很大帮助。

第二阶段

粉碎嗜食欲望（无需意志力！）

第二阶段就要加大难度了，我们将瞄准你的嗜食欲望——爱吃无益于你健康的食物。这些食物具有成瘾性，我们前面探讨过，它们会触发你的神经适应机制，让你对它们产生依赖。这些食物会让你的身体为应对非正常的快感激增而减少多巴胺的受体数量。在第二阶段，我们将帮你的身体恢复镇定，重新适应，让你在吃营养丰富的天然食品（而非精加工、满是化学物质的食品）时也能感觉愉悦。下面就是我们的具体做法：

第二阶段概览

- **用南非醉茄抑制嗜食欲望。** 每日早餐中与晚餐前（尽量在晚上 6 点前）各服用 400 到 500 毫克的南非醉茄。
- **用婆罗米恢复大脑平衡。** 每日早餐中与晚餐前（尽量在晚上 6 点前）各服用 400 到 500 毫克的婆罗米。婆罗米与南非醉茄能产生协同作用，因此请同时服用。

- **用普莱果蔬汁开启你的一天。**新鲜蔬菜汁能为身体提供大量的抗氧化物、维生素及其他植物营养素，同时又能避免生蔬菜纤维（会被榨汁机去除）带给人体的额外负担，对于待治疗的肠道来说，这种纤维是很难消化的。普莱果蔬汁浓缩了诸多营养，人体对糖的渴望又往往源自对营养物质的渴望，因此，它还能极其有效地抑制嗜糖欲望。请在早餐前饮用普莱果蔬汁，每周 3—5 次。（你可能会发现自己的早餐食量减少了，要留心自己在饮用该果蔬汁后的感觉变化。）普莱果蔬汁在制备完成后的 20 分钟内饮用效果最佳，不过，若你知道自己下午容易犯糖瘾，可以留一些晚点喝。对大多数人来说，在下午两三点犯糖瘾时喝这个果蔬汁仍然是很见效的。

- **用普莱骨汤来收尾。**普莱骨汤有助于修复受损或渗漏的肠道黏膜，还能为你提供大量有营养的矿物质与维生素。在排毒过程中，它是你构建营养储备的关键，能让你的身体运作更佳，精力更充沛。普莱骨汤可作为午餐的补充，但不能替代午餐。中午时，你的阿耆尼最旺，因此最适合大吃一顿。晚上时，你的阿耆尼会减弱，很可能光喝一碗普莱骨汤你就饱了，不想再吃别的了。我建议你用普莱骨汤替代晚餐，或者与晚餐一起吃，每周 3—5 次。如果你真的爱喝，中午也可以喝一些，没关系的。

- **将它记下来。**记录嗜食欲望日志。在这一阶段，你要开始记录自己每天的嗜食欲望，这能增进你对自己的了解。

坚持在第一阶段养成的健康习惯：

- **干擦**：早上沐浴前干擦皮肤。
- **炮制普莱茶**：炮制适合你的普莱茶，喝上一整天。
- **服用三果宝**：每晚服用 1000 毫克三果宝，当然，你若在第一阶段加大剂量，也可以继续按之前的剂量服用。
- **补充纤维**：每隔一天补充一次纤维——在一杯室温水中加入一茶匙亚麻籽粉与一茶匙洋车前子壳（或沿用你在第一阶段加大后的剂量），搅拌后喝下。

下面我们将逐一分析该阶段强大功效的来源。

据我所知，要让大脑的有害神经适应正常化，最好的方式之一就是使用草药南非醉茄，又称印度人参（尽管有这个称呼，但与它同类的并不是人参，而是番茄）。南非醉茄在印度是一种很受欢迎的草药，在应对压力、振作精神与抑制嗜食欲望（尤其是嗜糖欲望）方面颇有奇效。[1] 研究证明，南非醉茄确实对健康有诸多益处，且没有任何风险。[2] 目前已知的草药适应原仅有几种[3]，它便是其中之一，能够帮助人体以健康的方式适应压力，避免出现功能障碍。[4] 它还能让精疲力竭的神经系统恢复强健，并镇定情绪。

它能够消除焦虑感、紧张感与压力，也能对抗经前综合征。到这一阶段，你的肠道已具备吸收南非醉茄的能力，服用它自然会对你产生十分显著的疗效。

在你即将赢得与肠道的战役之际，也是时候向大脑宣战了。

随着毒素排出，你体内的炎症会减轻，身体会进入新的稳态。你的大脑也在变化——多巴胺极端激增的情况会减少，这一转变也会为大脑所察觉。尽管有些人在排毒过程中嗜食欲望会下降，但刚开始时，这些不当的食欲往往会有一段时间的增强。这是因为，在你继续普莱疗法时，它对你身体的影响会越来越深入，这有时会激起大脑的反击，它会设法恢复神经适应为你建立的旧有模式。这就是南非醉茄在该阶段至关重要的原因，它能促进大脑功能的全面正常化。

你可能也会产生一丝困惑——我并不禁止你吃任何食物，你对过去爱吃的垃圾食品可能也是热爱依旧，唯一的不同是，你不愿意再把它们真的吃下去了。这种感觉很奇怪，但这一迹象表明，你的身体正在慢慢适应。如果你吃了垃圾食品，要留心自己吃完后的感觉。你可能会很快意识到，不值得为了短暂的快乐而忍受事后的不适。你可能会发现自己根本就不想再吃它们，或最多只想吃一点点了。还记得我之前解释过的，肠道细菌是如何控制嗜食欲望的吗？它们会向你的大脑发送信号，大脑会指挥你去吃它们想要的食物——会让你陷入毒性炎症状态的食物。南非醉茄会作用于你的大脑，更改信号传输路径，将它们统统塞入"垃圾邮件堆"。在有了南非醉茄的帮助后，那些嗜食欲望对你系统的影响会削弱，这就表明，你正在逐步摆脱成瘾性食物，那些有糖才能活的有害肠道细菌正在相继死亡。

婆罗米

婆罗米（又称假马齿苋）是印度的另一种常见草药。它是类似地被植物的一种匍匐植物，自古以来就是一种药用植物。它以婆罗门（Brahman）命名，婆罗门是印度教中的神祇，代表宇宙创造之力与意识，而婆罗米对改善大脑各方面功能具有强大功效，因此这样的命名并非巧合。婆罗米还经常被用作食用蔬菜，或单独烹饪，或加入汤中，或做成沙拉生食，或制成泡菜。在美国，一般是将完整植株干燥磨细后制成胶囊出售，但无论哪种形式，用的是同一种植物。它能与南非醉茄产生协同作用，因此一同服用最佳。理想服用时间都是早晨一次，晚餐前再一次（晚上 6 点以前），因为在这两个时段，你的身体往往能量低迷，格外容易受到嗜食欲望的影响。

作为一名神经科医生，我对婆罗米的喜爱源自它对大脑的益处。阿育吠陀医学认为它是一种"大脑滋补品"，因为它对认知功能具有全面的平衡作用，具体来说，它能促进多巴胺释放的正常化，修复已经超负荷、超疲劳的快感回路。在阿育吠陀医学中，我们会用婆罗米来治疗成瘾、帕金森病、癫痫，以及许多其他的神经系统疾病。它的疗效既温和又显著。这种草药疗效之强大，令我的许多患者才刚完成疗程的一半，就来对我说，他们终于能把烟戒掉了，或者他们终于决定要戒酒或戒掉消遣性毒品了。他们对婆罗米的期待原本只是帮忙恢复大脑的神经化学平衡，这些可真算得上令人愉快的"副作用"了。

传统上，婆罗米也会用于提高记忆力[5]、专注力，甚至智商。它是一种聪明药，有助于协调大脑的所有功能，可以帮你做出更明智的饮食选择。它能让所有的大脑通路井然有序，因此能够改善阿尔茨海默病、多动症、自闭症，甚至毒瘾的症状。它还能帮忙抑制食欲。在我看来，大自然居然为我们提供了治疗成瘾的药物，这真是再妙不过了，当然，婆罗米并不只有治疗大脑功能障碍的作用，它还能最大程度地提升大脑功能。

普莱果蔬汁

南非醉茄与婆罗米能作用于你的大脑，普莱果蔬汁与普莱骨汤则能作用于你的身体。嗜食欲望有时其实是营养不良的信号。在西方世界，我们通常不会遇到无法摄入足够卡路里的问题。不过，我们会有无法摄入足够营养的大问题。我们不是营养不足，我们是营养不良。嗜食欲望究竟源自真正的需求，还是源自成瘾性反应，这一点很难判断，不过，我发现普莱果蔬汁与普莱骨汤都能十分有效地抑制营养不良所引起的嗜食欲望。

普莱果蔬汁的形式易于吸收，且浓缩了大量维生素、抗氧化物，以及蔬果中的其他有价值成分，是治疗营养不良的绝佳选择。制备普莱果蔬汁最好使用榨汁机。如果你目前还没有，就买一台，这会成为你对自身健康的重要投资。有些人也会用搅拌机来做果汁，这就需要给原料加水，才能将它们搅拌成液体，而我偏好榨汁机，因为在阿耆尼虚弱时，你的消化道会很难处理大量生食。用榨汁机去掉蔬菜中的纤维能让营养物质更易吸收，减轻消化负担。（不要将榨汁时的蔬菜纤维与你晚上服用的纤维相混淆——生蔬菜是很难消化的，会阻碍营养物质的吸收。这种果蔬汁降低了消化吸收的难度，既为你提供了更易消化的营养物质，又为你免去了可能因生蔬菜纤维而遇到的麻烦。你晚上服用的是纯补充纤维，具有吸附毒素并将它们清出体外的重要作用。）

给甲状腺功能亢进者的特别提示

若你被诊出患有甲状腺功能亢进，即格雷夫斯病，就得谨慎使用南非醉茄与婆罗米。我推荐的剂量都很小，但这两种草药都有增强甲状腺功能的潜在功效，能让不活跃的甲状腺更正常地运转，因此对甲状腺不够活跃的人（这类人更常见）大有裨益，但甲亢患者可能要忌服，毕竟甲亢患者的甲状腺激素分泌量通常已经过多了。就阿育吠陀医学而言，要针对单一疾病，比如甲亢，给出治疗建议并不容易，难点在于，同样是治疗该疾病，我们有时会用到婆罗米、南非醉茄等草药，有时又不会用，这都要根据患者的个人情况来定制。这听起来可能有悖常理，但对于这些功效强大、能够协调人体多器官功能的草药来说，一些人服用会有助于控制甲亢症状，但另一些人服用则会令相同的症状加剧。你若患有甲亢，我建议你找阿育吠陀医师诊断一下，看自己是否可以服用小剂量的南非醉茄和婆罗米。要不然就去找你的私人医生，让他监测你在进行该疗法期间的甲状腺功能情况。

普莱果蔬汁的最佳饮用时间是在早餐前，或在下午嗜糖欲望出现时。这种果蔬汁是由 90% 的蔬菜与 10% 的水果制成。加入少量水果可以让它的口味更佳，但又不至于血糖飙升。我为你推荐两种不同的食谱，它们适用于不同的季节和你自身不同的感受。每一种果蔬汁都需要将所有原料放入榨汁机，榨好后立即饮用，或者先喝一半，另一半用密封容器装好后放入冰箱，在下午精神不振时饮用。

普莱果蔬汁 1 号

当你感到焦虑且莫名不安，或感到迟钝且缺乏动力时，就喝这种果蔬汁。它也很适合春、秋、冬季或任何天气比较冷的时候饮用。

一人份原料：

一根黄瓜

一个苹果，去籽

一把新鲜菠菜

四分之一棵紫甘蓝

一根胡萝卜

一棵红菜头

一个柠檬（切成四瓣）

一英寸（约合 2.5 厘米）去皮的新鲜生姜

可选：二分之一到一茶匙螺旋藻粉，加入已榨好的果蔬汁搅拌后饮用。味道会很强烈，你若想尝试，建议先从少量开始，再逐步增加至一茶匙。

将蔬果切成适合放入榨汁机的大小。将所有原料放入榨汁机，榨好后立即饮用。（不要用搅拌机。）

普莱果蔬汁 2 号

当你感觉暴躁、发酸、极度愤怒时，就喝这种果蔬汁。它也很适合夏季或任何天气炎热的时候饮用。

一人份原料：

一根黄瓜

一根芹菜茎

一个苹果，去籽

二分之一棵紫甘蓝

两到三片羽衣甘蓝叶

一把芫荽叶

二分之一个柠檬，带皮

可选：二分之一到一茶匙螺旋藻粉，加入已榨好的果蔬汁搅拌后饮用。同样地，味道会很强烈，你若想尝试，建议先从少量开始，再逐步增加至一茶匙。

将蔬果切成适合放入榨汁机的大小。将所有原料放入榨汁机，榨好后立即饮用。（不要用搅拌机。）

两种果蔬汁都含有纯净、可吸收的营养物质，也都有助于最大程度减轻排毒不适症状。

普莱骨汤

骨汤是治疗普通感冒的古方，但也是一种富含矿物质及营养物质，并具有高度抗炎性的食物。[6]它的基本做法就是将动物的骨头及其他同样富含营养物质的部分（无论是否带肉）煮开熬成汤。阿育吠陀医学通常不推荐吃肉，除非是制成肉汤，因为肉汤易消化且营养丰富，尤其是对于想减重的人来说。骨汤中有溶解的矿物质，可以滋养营养不良的身体。其中的氨基酸有助于重建肌肉与结缔组织。尤其是甘氨酸，它能帮忙修复受损与渗漏的肠道黏膜，甚至有一些证据表明甘氨酸能镇静大脑，提高警觉性。它也是一种排毒剂，尤其是对肝脏而言。[7]骨汤中还有脯氨酸，或可帮忙清除动脉内的沉积物，净化血液。最后，骨头内的骨髓易于吸收且富含营养物质。

许多超重者也营养不良。我们必须解决这个问题，否则进入普莱疗法第三阶段后，身体将缺乏妥善自愈所必需的营养物质。普莱骨汤是治愈营养不良的最佳方法之一。

给素食者的特别提示

我的患者中有素食者，包括严格素食者，他们非常抗拒普莱骨汤。这个理念对他们来说可能很难接受，我全然理解。我一开始也很难接受。我也曾是一名素食者，不喜欢吃荤。然而，由于我的消化问题，我自己的阿育吠陀医师建议我通过喝骨汤来促进肠道痊愈。我抗拒了两年左右，直到我意识到自己确实需要额外的支持。最后，在阿育吠陀医师的不断坚持下，我妥协了，这也确实对我的身体产生了深远的影响。

现在的我，可以说是90%的严格素食者。剩下的10%是拉西（一种稀释的酸奶饮品）和印度酥油（这两者在后文有进一步介绍），还有我精疲力竭时会喝的普莱骨汤。尤其是出差时，出差真的很耗费精力与体力，因此我会把普莱骨汤当作药来服用。我的骨汤原料只选被人道对待、有机喂养的动物，喝之前，我会说一点祈祷词，表达感恩之心，感激它们将能量传递给我。我对它们的牺牲感激不尽，也会以个人的名义祈求上帝对它们的祝福。

西方文化往往不会将肉看作药。我们只将它们视为日常食物而已。因此，人们经常吃肉，不仅吃得过多，而且并非出于正确的目的。阿育吠陀医学认为，骨髓不仅容易获取，还是动物体内最后形成的组织之一，具有极高的营养价值。肌肉很难分解，需要强大的消化能力。如果消化能力不强，身体就难以从肌肉中提取营养。普莱骨汤正好相反，它很容易吸收，还能滋养有益健康的肠道菌群。

尽管我还是不喜欢吃荤，但我认为拥有强大治愈力与丰富矿物质的普莱骨汤值得我们破例。如果你愿意尝试，你消化功能的复原速度一定能大幅提升。只要完成普莱疗法，你的身体就能得到充分滋养，不必再继续饮用普莱骨汤。如果你喜欢它的疗效，我建议你持续饮用，并用它替换掉你日常饮食中的肉。

不过，若是骨汤不容于你的道德观念，我也不会强

求你违逆自己的真实感受。连我自己都是花了两年时间
才最终接受了它，而且我认为任何人都不应做自己认为
错的事情。如果你恰好符合上述情况，那么就只饮用普
莱果蔬汁，以及遵从该阶段的其他建议就好。

我偏好家禽的骨头，因为大型动物的骨头往往富集了更多毒
素，而且大型动物往往更常受到虐待。只要能找到健康动物的骨
头，最好是有机的食草动物或放养动物的骨头，你的普莱骨汤就
能具备治疗作用。如果可以，蔬菜也请尽量选择有机的。

我建议使用慢炖锅，小火慢慢熬制对提取骨髓至关重要。当
然，你也可以使用普通汤锅，在炉火上熬制，不过，必须用小火
连续熬制8—10个小时，而大多数人都没办法在炉火前守这么长
时间，所以我觉得使用慢炖锅会方便很多。

我的食谱如下：

普莱骨汤

一只鸡，或一只小火鸡，或三到六磅（约合 1.4 到 2.7 公斤，
具体的量取决于你的慢炖锅有多大）带肉、带骨髓的骨头

两颗洋葱，均切成四瓣

四根芹菜茎，切成大块（可以带叶）

两根大胡萝卜，切成大块

三磅（约 1.4 公斤）骨头加四分之一杯苹果醋，六磅（约 2.7
公斤）骨头就加二分之一杯苹果醋［我偏好无添加的苹果醋，比

如布拉格（Bragg）这个牌子］

加水，水面距离锅缘约两英寸（约合 5 厘米）

一汤匙喜马拉雅岩盐或其他纯净的盐

可选：少量鸡爪，能增加汤中的骨胶含量（杂货店肉类柜台通常有售——只要你不易恶心，不妨一试）

将骨头与蔬菜放入慢炖锅中。在骨头上洒点醋；然后加水，加海盐。小火熬制 24—48 小时。过滤掉骨头和蔬菜，肉汤放入冰箱冷藏，可保存一周，或者分成小份冷冻，可保存 6 个月。注意：普莱骨汤冷藏后会变成厚厚的明胶状，加热会再次液化。此外，你若喜欢少油脂的汤，可以去掉凝结在普莱骨汤最上层的脂肪；若喜欢多油脂的汤，就留着它。每过几周就熬上一大锅，以便需要时随时取用。

普莱骨汤可以直接喝，但我更喜欢将它用作汤底，制作别的汤。我要么将这些汤作为每日最主要那一餐（午餐）的开胃菜，要么将其单独作为轻食晚餐来喝：

普莱骨汤变体：蔬菜汤

有时，你可能会想喝点比普莱骨汤更有意思的汤。这时你可以在骨汤中加点蔬菜，让这一餐更丰盛，更饱腹。下面是我的食谱。你可以使用手边有的或当季新鲜的任何绿色蔬菜。

下面是两人份的用料，不过，你若想提前做好这一整周的量，可以将食谱中的用料增加一倍或两倍。

一杯普莱骨汤

一杯水

一碗切好的绿色蔬菜（用你手边现成的或任何当季的蔬菜，比如羽衣甘蓝、菠菜、绿皮密生西葫芦、四季豆、西兰花和芦笋）

一茶匙或更多你喜欢的任何香料（你会在下一阶段学习制作普莱咖喱粉，它就非常适合加到这个汤里。如果你想提前翻到第172页去学做普莱咖喱粉，我不会反对。一人份的汤里可以添加二分之一茶匙或更多的普莱咖喱粉。）

将所有原料统统放入炖锅中煮开。水开后再煮10到12分钟。可以直接喝，也可以制成浓汤再喝。

购买骨汤

如果你没有时间或没有兴趣自己熬制骨汤，可以直接购买传统骨汤，记得选择以健康动物为原料的公司。这种骨汤不同于杂货店里出售的盒装或罐装骨汤，后者不是真正的骨汤——它们也许含有少量骨汤，但绝对无法与你自己在家熬制的，或从精选货源买到的相提并论。我很幸运，就在我生活的加利福尼亚州卡尔斯巴德附近，我找到了一家卖传统骨汤的店——骨汤大师（The Brothery）。我现在已经不自己熬汤了。骨汤大师可以全国配送，你也可以找找看自己周围有没有类似的店。你那里的农贸市场或食品合作社可能会有货源。

嗜食欲望日志

这一阶段的最后一步就是开始记录嗜食欲望日志。我不会要求你记录下所吃的一切，但我希望你能（在笔记本上，甚或是在手机的任一笔记应用中）记下你的嗜食欲望。跟踪记录下它们的出现时间、渴望对象，以及你当时的感受。对你而言，这是发现其中模式的绝佳方式，能让你意识到这些嗜食欲望并不是随机出现的。这也有利于你采取措施遏制它们（比如，在了解了这些嗜食欲望通常出现的时间点后，你可以提前 30 分钟喝一杯普莱果蔬汁或一碗普莱骨汤）。

同时，这样做也能帮你意识到哪些时候的嗜食欲望其实只是情绪的产物，知道这一点后，你就可以给自己提供食物以外的解决途径。若你总会在无聊、孤独或愤怒时产生嗜食欲望，那就说明你的身体只是在设法解决这些情绪问题，而你可能错误解读了它所释放出的信号。下面是我爱用的记录格式：

日期	时间	我疯狂想吃什么	我有什么感觉	我真正想要什么？

第二阶段的身体调理：
你会有什么感觉

你在第一阶段出现的许多排毒不适症状可能会逐渐消退。这是因为你为改善自身的营养状态付出了很多，提高了排毒通路的工作效率。你感觉身体越来越舒服了，似乎一切都在不断改善。这就对了。若你尚未产生这样的感觉，那就继续留在这一阶段，直至感觉到这些为止。

嗜食欲望镇定剂：小豆蔻豆荚

第二阶段的美妙之处之一就是，你的不适症状不会有第一阶段（或第三阶段）那么多。你在全面滋养自己的身体，这有助于减轻排毒的不适症状。不过，有一个例外——嗜糖欲望。有一些人会产生极度强烈、难以抗拒的嗜糖欲望。那些嗜糖的肠道细菌不想死！这一阶段格外有助于降低嗜糖欲望，但它有时也会强烈到令你想要控制而不得。这些欲望能令你违背自己的良好初衷，你若是女性，那么每月的经期尤其容易受其影响。若你的体重正常，身体健康，那么在想吃甜的时候吃一块（由真正的食物制成的）甜点并不会有什么害处。不过，若你知道自己正处于一吃糖就会产生不良反应的临界点，那么不妨试一试对我来说很管用的一个小妙招：小豆蔻豆荚。

小豆蔻豆荚是抗击嗜糖欲望的有力武器，因此，我建议在第二阶段时，你能随身备上一些。与用来泡茶的小豆蔻种子不同，这里使用的小豆蔻要带上豆荚。若你产生了难以控制的嗜糖欲望，又不想真的吃糖，令自己事后难受，可以往嘴里塞一个小豆蔻豆荚，吸吮至嗜糖欲望消失，再将其吐掉。小豆蔻能连接上你的多巴胺奖励系统，既能满足你的嗜糖欲望，又因为不含糖而不会令你的多巴胺受体负荷过重。你可以在全食超市（Whole Foods）、加州田园超市（Sprouts）等健康食品店内买到，或在网络上订购有机的小豆蔻豆荚。

甚至在结束普莱疗法之后，小豆蔻豆荚仍能为你效力。我尤其喜欢在经期使用，经期是身体的天然排毒期，但也会增加身体压力，激发对安慰性食物的欲望。我在经期以及出差期间就会产生强烈的嗜糖欲望，因此总会随身携带一些小豆蔻豆荚。

许多人常会在下午两点到六点之间产生嗜糖欲望。阿育吠陀医学对此的解释是：这是你一天中身体最虚弱的时候，最容易受成瘾性触发物的影响。如果你知道自己下午很容易产生嗜糖欲望，那么除了应用普莱疗法该阶段的其他建议外，还可以将小豆蔻豆荚用作预防手段。你只需在下午两点时塞一个豆荚到嘴里，吸吮一小时左右。这应该能帮你度过最艰难的时段。若是仍有嗜糖欲望，就再塞一个到嘴里。第一次尝试时，可能还是会想吃甜食。若是这样，那就吃吧，但要留心自己是否吃得比以前少了。下一次尝试时，你可能就一点也不想吃了。

要坚持多久

你必须在进入第三阶段之前改善自身的营养状况，这一点至关重要。你若需要在第二阶段多停留一段时间也完全没有问题。进入第三阶段后，你将给自己的肝脏排毒通路增压，你的身体必须储备足够的营养物质才能为该过程提供支持，也才能确保毒素的顺利排出。下面是你可以进入下一阶段的信号：

- 你的精力更充沛了——你的身体甚至可能会主动发出想要多运动的信号。
- 你的思维更清晰了。
- 你感觉到了嗜食欲望的自然下降。
- 你的情绪更稳定了，一天中的情绪起伏减少了。

第三阶段

激活能量，燃烧脂肪

我们已经完成了打扫工作，带走了所有垃圾。我们滋养了身体，抑制了部分有害的嗜食欲望。现在是时候更进一步了。在普莱疗法的第三阶段，我们将用力挤出淤积在更深处的垃圾。打个比方，只有清走了所有地面上的垃圾，你才方便趴跪在地，用力刷洗地面上的污垢。在此阶段，我们还有第二件事要做，那就是点燃消化之火。我已经解释过什么是阿耆尼了，但以防万一，再提醒一下，消化系统中的阿耆尼能够通过燃烧食物来为身体提供能量，肝脏中的阿耆尼能够焚化毒素。你需要让这两种火都熊熊燃烧起来，这样才能从食物中获取到最多的营养物质，为排毒过程提供支持，最高效地排出毒素。这两步要同时进行，这一点至关重要，因为印度没药（疗效尤为显著）将抽出你系统中淤积的污垢，并将它们丢入消化道，而只有同时点燃旺盛的消化之火才有助于燃尽这些污垢。

第三阶段概览

- **服用印度没药**。每天早晚各服用 500 毫克印度没药。（我会在本章后续内容中解释，你是否应该以及何时应该增加或减少剂量。）

- **用普莱咖喱粉为生活增添趣味**。每月做一批普莱咖喱粉，加在你烹饪的食物中，或是混入室温水或温热水中食用。每天至少要在日常饮食中加二分之一到一茶匙的普莱咖喱粉，方式任选。可以加量——最多每日三茶匙，最好分散到午餐和晚餐中。（如果你喜欢咸味的早餐，也可以加在早餐中。）

- **用生姜冲洗肠道**。生姜肠道冲洗剂具有强大的促消化作用。你只需在午餐和晚餐时咀嚼一片这种特制的新鲜生姜即可。如果你有胀气、便秘和饱胀的问题，可以将午餐和晚餐时的咀嚼量增至两到三片。如果你容易出现烧心、皮疹或暴躁的症状，那么生姜补充剂可能更适合你，你只需在午餐与晚餐时各服用 500 毫克即可。如果这样做仍会让你感觉烧得厉害（比如出现更严重的烧心、更多的皮疹或更暴躁的情况），那就跳过生姜这一步。它不适合你。

坚持在第一阶段和第二阶段养成的习惯

请不要因为步骤越来越多而却步。这些事情都只需要几分钟而已，有的甚至几秒钟就能完成，你可以一次做完所有（比如服用补充剂），也可以将它们与三餐结合，亦可以与其他事情（比如喝茶）一起做。看上去要做的事情很多，但当这些习惯融入了你的生活，你就完全不会觉得它们费时了。

- **干擦皮肤**：在早晨沐浴之前干擦你的皮肤。干擦作为排毒加速器，在这一阶段甚至更为重要，所以一定要坚持下去！
- **饮用普莱茶**：继续炮制普莱茶，并整日饮用。
- **服用三果宝**：在这一阶段请沿用之前的剂量，除非你当前的剂量不足 1000 毫克。若是如此，现在是时候将你的剂量增至每晚 1000 毫克了，因为你的结肠在第三阶段会非常辛苦，正需要这一助力。
- **补充纤维**：每隔一天补充一次纤维。继续你在第二阶段的剂量，除非你目前的剂量不足一茶匙亚麻籽粉与一茶匙洋车前子壳。若是如此，现在是时候将用量增至各一茶匙了，这会有助于清除你将释放出的所有毒素。
- **服用南非醉茄**：继续你在第二阶段的剂量，不过，你若仍在嗜食欲望中苦苦挣扎，可以将剂量增加至每天两次，每次 800 到 1000 毫克。
- **服用婆罗米**：与南非醉茄一样，请保持之前的剂量，若仍有严重的嗜食欲望和脑雾问题，可增大剂量。最多增至每天两次，每次 1000 毫克。
- **饮用普莱果蔬汁与普莱骨汤**：继续饮用，以对抗嗜食欲望，以及进一步改善自身营养状况。若是在这一阶段，你出现了更为严重的排毒不适症状，请将普莱果蔬汁与普莱骨汤的饮用频率增至一周五天（若你目前的饮用频率不足每周五天的话）。你也可以每天各饮用两次。你补充的营养越多，排毒就会越轻松。

- **记录嗜食欲望日志**：继续记录嗜食欲望，若你愿意，可每日增加一则备注，记录随着身体深处顽固阿马的清除，你的感觉有何变化。

印度没药

印度没药是我除三果宝外的又一秘密武器。它是我所知道的最强大的排毒剂，当你调理好身体，可以使用它时，它会给你带去不可思议的改变。尽管必须有三果宝的支持，印度没药才能发挥疗效，但它才是真正的超级明星。三果宝负责调理你的身体，而印度没药就像是一台阿马推土机。

印度没药可增强肝脏的排毒能力，具体方式是增加肝脏中细胞色素 P450 酶系的数量，并刺激有助清除肝脏脂肪的胆盐分泌。[1]古人称，印度没药能够降低血液胆固醇水平，抗击肥胖症与心脏病，而这就是此话背后的原理。许多研究都特别提到印度没药强大的降脂疗效。[2]阿育吠陀医学有言，印度没药能够刮出器官中的阿马。这句话视觉化地描述了印度没药强大疗效背后真正的科学机制。印度没药还会给器官发送信号，让它们释放出需要清除的毒素。这些毒素包括动脉中的脂质，它们会经肝脏排出。你组织深处淤积的所有毒素都会被抽出来、代谢掉。

第三阶段之所以是所有排毒阶段中效力最强的，就是因为有印度没药的存在。

印度没药的另一显著疗效是，让你的身体对食物做出正确的反应。比如，印度没药毁了我对芝士的爱。在开始服用它后，我渐渐感知到了芝士对我消化系统的严重伤害。你可能也会有类似的感觉——一旦开始服用印度没药，对那些过去吃起来没什么特别印象的食物，能明显察觉出它们的害处。我以前很喜欢吃花生酱巧克力冰激凌，但在服用印度没药之后，只吃两三口我就会反胃。显然，它已经不对我的胃口了。有太多人在吃、喝对自己有害的东西，但却没有将它们与那些害处联系起来。"为什么我喝葡萄酒会头疼？""为什么我吃芝士会胃疼？""为什么我每次吃肉都会烧心？"这些都是毒性反应，印度没药能提升你对它们的感知敏锐度。

不过别担心——你不会感觉自己有任何损失。当多巴胺恢复正常，你就会摆脱食物的掌控。你不会感觉到任何损失。只有食物有损失，它们会丧失对你的控制权。最能令你吃惊的是，那些曾经掌控你身心的食物，你连想都不会再想了。你不会再想吃芝士和冰激凌，不会再想喝葡萄酒。这真的妙不可言。

如果你去看一看有关印度没药的研究，可能会发现，研究提到的剂量比我在这里推荐的要大。印度没药是十分强力的排毒剂，哪怕你已进展到普莱疗法的这一阶段，我仍担心量太大你会承受不住。我给你的初始建议就是我所知有效的最低剂量。待你适应了第三阶段，你可能会主动想要增大剂量。在排毒不适症状减轻后，你可以将剂量增至一天两次，每次 1000 毫克。我不建议你在无人指导的情况下再进一步加大剂量。对大多数接受普莱疗法的人来说，一天两次，每次 500 毫克已足够产生很好的疗效了。

普莱咖喱粉

你需要在第三阶段增加的下一样东西碰巧十分美味，不仅美
味，还是点燃你阿耆尼的关键。阿耆尼的点燃至关重要，因为随着
排毒强度的加大，你必须有旺盛的消化之火才能处理所有毒素，并
将它们排出体外。这种咖喱粉可用在你正烹饪的任何咸味食物中
（汤、嫩煎蔬菜、炒菜、炖菜等）。你也可以放一些到盐瓶中，任何
时候想提味了，就在食物上撒一点。你若不想将它放进食物里，也
可以混入二分之一杯温热水中，在饭前或饭后喝下。如果你容易
出现嗜食欲望与暴饮暴食，可以在饭前 20 分钟内喝下这种混合物。
如果你容易出现消化吸收的问题，比如打嗝、胀气、饭后饱胀和饭

后疲倦，可在饭后饮用它。记得喝快一点。这种咖喱粉的味道十分浓郁，若不混入食物中，你一开始可能会有点受不了。

我喜欢每月做一次咖喱粉，这样比较新鲜。下文食谱的量够用一个月左右，当然具体取决于你的实际用量。刚开始时，每天大概吃二分之一到一茶匙，然后再加量至每天两次，每次二分之一到一茶匙。

这些种子都是你现在炮制普莱茶用的，因此特别提一下，你可以直接将那些种子放到香料研磨机中磨细取用，这样是最新鲜的，当然，你也可以直接买现成的粉末。这些原料大都能在你周边的杂货店或健康食品店买到。如果油甘子粉不好找，可以到网上查查，或是去一家印度杂货店看看。普莱咖喱粉美味可口，不但对你的健康大有裨益，还能给你的餐食增添一抹异国风味。制作方法如下：

普莱咖喱粉

八茶匙磨细的孜然籽（孜然粉）

八茶匙磨细的芫荽籽（芫荽粉）

八茶匙磨细的茴香籽（茴香粉）

八茶匙干姜粉（干姜粉对你大有裨益，因此，即使你对姜敏感，我也建议你加一点，用量可减至四茶匙）

四茶匙姜黄

四茶匙油甘子粉

用勺子将所有原料充分混合，存放于密封容器中。用于烹饪时，每人份加二分之一茶匙。比如说，你正在熬八人份的汤，那就可以加四茶匙咖喱粉。(若超过此量,可能会盖过食物的味道。)

我建议你用它做菜,这样最好吸收。重要的是,要让你的口腔品尝到这些香料的味道。很多"神奇的草药"都被做成了胶囊。如果它们本身的味道太过强烈,直接服用粉末会令人难以忍受,那么做成胶囊也没问题。不过,普莱咖喱粉很美味,加在食物中能增强它的功效,因为你能够真正品尝到它的味道,让它更好地作用于你的大脑,更好地协调肠脑关联与消化酶的分泌。

现在,让我们来聊一聊这个奇妙的香料组合中都有些什么吧。你已在第一阶段了解过孜然、芫荽、茴香及油甘子粉对你有何功用。但其余那些呢?生姜与姜黄对你有何益处呢?

生姜

生姜是一种开花植物,在印度与其他许多文化中,人们用它的根(严格来说是根状茎)做菜已有数千年的历史。人们认为生姜具有安胃的功效[3],可以减少肠道痉挛与胀气。生姜还具有非常好的消炎作用[4],因为它含有一类名为姜辣素(gingerol)的化合物,甚至还有研究称它可能具有抗癌功效[5]。我想在第三阶段引入生姜的另一个原因是,它能让阿耆尼,即消化之火,烧得更旺。生姜能刺激消化酶的释放,从而提高身体分解食物与吸收营养的能力。

姜黄

姜黄与生姜有亲缘关系。从姜黄中可提取出姜黄素,姜黄素是其中最著名的健康成分。姜黄在印度十分常见,大多数人每天都会吃到它。大量证据表明,姜黄确实有益健康。有研究证明,它可以降低胆固醇，降低血糖[6]，缓解关节炎疼痛[7]，减少经期痉挛，还可以减轻炎症[8]。它也许还能加速伤口的愈合，同时，它还被证明能够摧毁多种癌细胞。[9]数项研究业已证明，姜黄素可以杀死黑色素瘤细胞[10]（此类癌细胞往往具有化疗抗性）与结肠癌细胞[11]。它还被证明可改善阿尔茨海默病的症状。[12]我还发现它对皮肤极好。在我小时候，加一点水制成的姜黄膏就是治疗任何皮肤感染的常见药，具有抗菌、消毒和消炎的功效。生病时，我们会服用姜黄与蜂蜜的混合物，一天两到三次，它能治疗大多数的上呼吸道病毒感染与细菌感染。用它还能制成很好的面膜，杀死一些可引起痤疮的细菌，不过，要让它发挥最大功效，还是得靠吃。它天然的抗菌作用既有助于重建有益的肠道菌群，也有助于消灭病原体。同时，作为一种消炎药，它能减轻肠道黏膜的炎症，帮助其痊愈。

生姜肠道冲洗剂

据我所知，生姜肠道冲洗剂是点燃阿耆尼、温热身体并真正提升消化能量的最佳方式之一。如果你想减重 30 磅（13.6 公斤）以上，并且 / 或者在肠道智商测试中的得分位于中到高段，那我就要向你强烈推荐生姜肠道冲洗剂了。我个人是在冬天使用，因为我发现自己的消化能力在冬天会有所下降，生姜肠道冲洗剂的温热功效能帮我避免体内阿马的堆积。它的制作方法如下：

生姜肠道冲洗剂

一颗新鲜柠檬（或足以制作二分之一杯柠檬汁的量）

一英寸（约合 2.5 厘米）去皮的新鲜生姜

二分之一茶匙天然盐（最好是喜马拉雅岩盐或海盐）

用柠檬挤出二分之一杯新鲜的柠檬汁，滤掉籽，将柠檬汁倒入有盖的罐子中。将生姜切成一英寸长的薄片，放入柠檬汁中，然后加盐，搅拌至盐溶解。盖上盖子，放入冰箱冷藏。

每餐前先吃一到两片浸透的新鲜生姜。每周一做一批，放入冰箱冷藏，可食用七天。你若想减缓排毒不适症状出现的速度，那就不要每餐前都吃，只在每天最丰盛的那一餐之前吃就好。这样既能帮你的消化之火做好消化大餐的准备，又能帮忙刹住过快的排毒过程。

什么时候该停用生姜肠道冲洗剂

1. 外面很炎热，你也没有降温之法。
2. 你胃酸太多。
3. 你感觉格外敏感、愤怒或急躁。

遇到这些情况时，请停用生姜肠道冲洗剂，直到你的身体冷却下来，情绪也冷静下来。

第三阶段的身体调理：
你会有什么感觉

　　第三阶段你将经历很多变化，这也通常是你转变最大的一个阶段，因为印度没药正在为你抽出深埋的毒素，你的阿耆尼也在不断增强，开始为你燃尽所有淤积已久的毒素，不论是身体上的、精神上的，还是情绪上的。大多数人都会在这一阶段出现最为严重的排毒不适症状。这一阶段可能会给你过于激烈之感。你可能好奇自己为什么要在这一阶段花费如此长的时间。若你以前做过七日排毒或十日排毒，认为自己已经"将毒素净化干净了"，那你很可能不理解为什么要长时间地留在这一阶段。对此，我有充分的理由。短期净化疗法处理的是"表层"毒素，这一步虽然也很重要，但完全无法触及你器官内淤积多年的毒素。毒素中有许多是亲脂性的，即储存在脂肪中——不仅包括你的皮下脂肪，还有你的内脏脂肪。印度没药有助于抽出积年累月的毒素，这些毒素往往深埋在内脏脂肪组织中。短期净化疗法与普莱疗法第一、第二阶段有部分相似之处。它们有助于打开结肠排毒通路，清除胃肠道内的表层废物，但无法调动器官深处的阿马。人们往往止步于此，但这只是开端而已。第三阶段才会出现真正振奋人心的转变——可能会伴随一点不适，但都是暂时的。第三阶段可能出现下列部分症状：

- 皮疹
- 头痛
- 关节痛

- 恶心
- 食欲不振（注意原因！你正在吃的食物其实已经不合你现在的胃口了？）
- 粪便粗、黏糊糊的或外观奇怪，而且基于摄入的食物总量判断，排便量似乎过多
- 疲劳或精力不足
- 暴躁
- 焦虑
- 抑郁
- 梦境如真的一般
- 对自己的工作和 / 或人际关系感到不满
- 质疑自己的人生目标

请相信我，这些不适症状真的会逐渐消退。因此，在这一阶段，你不可操之过急，要充分给予自己所需的时间，哪怕很长。我有一些患者在第三阶段停留了数月之久。

不要低估这一阶段的情绪因素。这通常是普莱疗法中最动荡的一个阶段，因为人们开始"觉醒"，能够看到自己生活中的一切失衡——饮食方式、工作、人际关系。你的身心会突然进入大扫除模式，许多人都会想要改变自己的生活。通常的状况是，你感觉自己当前的状态不舒服，但不知道怎样的状态才舒服，也不知道该拿现状怎么办。我的建议是，不要不知所措，不要认为自己必须立刻改变一切，这样是不会成功的。你只需留意自己对食物的感觉，然后改变就会自然而然地发生，毫不费力。随着身体意识的不断觉醒，你可以将该意识运用到生活的其他方面，然后留

意自己在这些方面的感觉。一样地，改变会自然而然地发生，毫不费力。一点一点地持续转变，比同一时间大幅改变生活的各个方面要容易得多。

第三阶段排毒说明

想要更好地控制第三阶段的排毒不适症状，不妨试一试下面的小技巧：

1. 多喝水，多喝茶，多补充纤维，多喝普莱果蔬汁，多喝普莱骨汤——首先加强这些重要的步骤。

2. 如果开始便秘，你可能需要加大三果宝的剂量。循序渐进，先从 2000 毫克增至 3000 毫克，如有需要，再增至最大剂量 4000 毫克。只要你排便恢复正常，至少能做到一天一次，就可以停止增大剂量。

3. 多出汗有助益——每周一次桑拿浴或泻盐浴。（不要考虑高强度的运动，尤其是在第三阶段。排毒会消耗大量能量，现阶段，若将这些能量用于剧烈运动可能会适得其反。）

4. 如果你的排毒不适症状真的很严重，那就将印度没药的剂量减至每天 500 毫克。待你适应后，可以再增加。

5. 若你有在咨询自然疗法、功能医学或其他综合医学领域的医生，或可增服一些有助控制排毒的补

充剂，比如谷胱甘肽、α - 硫辛酸和 N- 乙酰半胱
氨酸。**但务必在医生的监督下进行。**

要坚持多久

不要急着结束这一阶段。要留心排毒强度减弱的信号，包括：

- 排毒不适症状开始减轻（不一定要完全消失）
- 精力更旺盛，思维更清晰，集中力更佳
- 心平气和，焦虑感下降，不再那么暴躁

只要能有上述感觉，即可进入第四阶段。若仍处于高强度的排毒过程之中，你就很难成功改变自己的生活方式。耐心留在这一阶段，直到上述感觉出现。你无需等到排毒不适症状完全消失，但它们至少应该在可控范围内，不会妨碍你的日常生活。在推进第四阶段的过程中，剩余的那些不适症状会很快消失。

第四阶段

用生物手段改变你的生活习惯

你现在的感觉很可能已经与开始普莱疗法之前大不相同了。你或许更具活力了。你的肠神经系统已经重新上线，你的嗜食欲望也较以前大幅降低。如果你是有多余体重要减的人，那么你可能已经成功了一些，甚至成功了很多。这非常好，但一切尚未结束。在普莱疗法的最后阶段，我们还有一些更为重要的工作要做，这一次，我不会再给你的三餐增加任何香料、草药或其他东西了。我们将专注于用生物手段改变你的生活方式，让其与你干净、活跃的身体／精神更一致。

这一阶段主要与你的日常有关。日常往往是习惯性的，在这一阶段，你将打破一些旧的习惯，养成一些新的习惯。这初听来可能有点吓人，毕竟"日常"听起来有一种根深蒂固的感觉。但它们只是习惯，是习惯就代表可以改变。这一阶段的持续时间取决于你的个人情况，我希望在此期间你能有一些转变，比如改变就餐时间和就寝时间。你可以同时改变它们，也可以一个一个地来。记住，较慢的改变往往更持久，不要操之过急，不要匆忙结束这一阶段。慢慢调整，循序渐进，直到将新的习惯牢牢嵌入你的日常，这样一来，若再按过去的习惯行事，就会令你感觉不适了。

第四阶段概览

- **最丰盛的一餐放到中午**：你将把最丰盛的一餐改到中午，晚餐会少吃一点。你的总食量可以不变，只是调整一下时间。

- **加热**：目前，生冷的食物已被踢出你的菜单。你吃的、喝的所有东西都应该是温热的——不仅仅是茶，还有水，还有你想喝的冰柠檬汽水，甚至是你的沙拉。在吃沙拉前，你可以将它倒进平底煎锅热一到两分钟。这样能让你吃进嘴里的所有食物都更易消化。

- **冥想**：这很简单，但能改变你的生活。你只需在自己的日程表上为它留出一小块的空间即可。

- **早睡**：你新的就寝时间是晚上 10 点。如果你经常睡得比 10 点晚很多，那么是时候开始往 10 点靠拢了。每周早睡 15 到 30 分钟，直到你能在 10 点熄灯。

坚持这些健康的习惯：

- **印度没药**：继续服用，每天两次，每次 500 毫克，如果你在第三阶段能够承受更大的量，则可沿用第三阶段的剂量。

- **普莱咖喱粉**：继续与三餐一起吃，每天二分之一到一茶匙，若你在第三阶段吃的超过该量，则可沿用第三阶段的剂量。

- **生姜肠道冲洗剂**：继续服用，每天两到三片，与午餐和／或晚餐一起吃。

- **南非醉茄**：继续服用，每天两次，每次400到500毫克，或者沿用你在第三阶段的剂量。

- **婆罗米**：继续服用，每天两次，每次400到500毫克，或者沿用你在第三阶段的剂量。

- **用普莱果蔬汁与普莱骨汤补充营养**：请根据你的需要继续享用它们。

- **记录嗜食欲望日记**：继续记录。你在第四阶段将拥有很多探索和了解自我的机会。

- **干擦皮肤**：在早晨沐浴前，戴上生丝手套或使用专用刷干擦你的皮肤。

- **饮用普莱茶**：与以前一样，喝一整天。

- **服用三果宝**：每天1000毫克或沿用之前的剂量。

- **补充纤维**：每天一茶匙或沿用之前的剂量。

你可能在想，这些改变你只能做到一些，做不了全部。或许你无法将最丰盛的一餐改到中午（或者至少你是这么认为的），亦或许你觉得晚上10点睡觉简直是天方夜谭。不过，请别急着下定论。让我们先来看看这些改变为何如此重要，以及你为何不仅做得到，还能用它们终结你过去那些有害健康的习惯。

午餐是重点

美国文化的传统是，晚餐是一天中最丰盛的一餐，但这么一大堆卡路里在晚上会比在中午难消化得多。这是阿育吠陀医学古已有之的理念，也为当前许多其他文化所践行（比如欧洲）。它是有一些研究支持的。比如，根据昼夜节律，你白天消耗的能量较多，夜晚较少，有一项研究证明，饮食若与昼夜节律不同步，则可引发胰岛素抵抗、肥胖症和 2 型糖尿病。[1] 还有一项研究证明，与一天吃六顿的少食多餐法相比，多吃早餐与午餐，不吃或少吃晚餐更有助于减重和控制血糖。[2]

阿育吠陀医学认为，你的阿耆尼（消化之火）与太阳周期相关。太阳最强时（正午），你体内的阿耆尼也最强。午餐多吃正是更有效的做法——正午时，你的身体会全速运转，在这种情况下，你吸收到的营养物质会更多，制造出的阿马会更少。我通常都是中午吃得多，如果我想吃大餐或甜点，我会尽量放到中午吃。晚餐时间是身体排毒的准备时间，排毒主要发生在夜晚身体休息时。（这也是大多数人会在早上排便的原因，这些粪便正是身体在你睡觉时所处理的废物。）如果你晚上吃很多，不仅容易影响睡眠，还会降低排毒效率，因为你的身体不得不拨出一部分能量来分解你晚餐吃的那些食物。

有些人抱怨自己吃完饭会困，这就是他们不愿意中午多吃的原因。他们想等到一天工作结束，不再需要更多能量时，再吃得丰盛一些。事实上，你会饭后疲倦是因为你的消化能力弱。在完成前三个阶段之后，消化能力弱的问题应该已经解决。可能出现的情况是，你白天比以往更饿了，晚上却不怎么饿了，这都要归功于你向自然节律的靠拢。

当然，文化的影响力是很强的。你可能认为这是不可能做到的（尤其是在你还未践行第三阶段就看到这里时）。你们家就喜欢晚上一大家子聚在一起吃一顿丰盛的晚餐！你就喜欢晚上和朋友出去吃大餐，喝葡萄酒！我很理解。我曾经也是晚餐社交党。理智上说，我会告诉自己，我仍然可以晚餐社交，只要别吃那么多就行，然而，当所有人都在吃时，我若不吃，就会有种无法融入他们的感觉。

正如我之前所说，这其实就是一种习惯，改变它比你想象中要容易。（而且你不需要停止社交！）服用印度没药之后，社交这一个目的就很难说服你做有害自己身体的事情了。印度没药能帮助你感觉到什么时候该多吃，什么时候该少吃。如果你晚餐过量，社交活动的乐趣就会下降，因为你违背了自己身体的意愿，这会引起不适，而且是强烈的不适。

"吃一顿丰盛的午餐和一顿简单的晚餐"不再只是个理论。它实实在在地存在于你的身体系统中。多巴胺系统的过度激活会增强外出就餐的社交"快感"，但当这一过程正常化后，食物在你的夜间活动中就没有那么重要了，重要的是朋友。

此外，在推进第三阶段的过程中，你会慢慢发现，改吃简单晚餐所要做出的"牺牲"其实远没有你想象中那么大。（我对简单晚餐的定义是，量是午餐的一半左右，多吃蔬菜和汤类食物，少吃需要消耗大量消化能量的高脂食物和肉。）现在你与自己的"内部家庭"（你的器官）有了更多接触，你能意识到自己每一次伤害它们所要付出的代价。我不再喜欢晚上吃大餐，但这不代表我无法与家人或朋友坐在一起享用晚餐。过去，我和朋友们每周都会约出去吃几顿晚餐，现在我光是想想就发怵，因为我若是这样做了，一不小心吃得太多，就会接连几天都很不舒服。现在的我，如果要和朋友出去吃饭，会选在中午。如果只能约到晚上，我会点少量易消化的食物，把重点放在同伴与对话上。我不是来暴饮暴食的。我是来享受与朋友相伴的时光的。此外，随着我生活习惯的日益健康，我的社交圈也会发生改变，常与我来往的那些人都渐渐不再喜欢晚上吃大餐了。就连我的家人，我原以为永远也无法适应这个习惯的他们，也都在健康出现问题，意识到晚上少吃会更舒服之后，做出了改变。

问题不在于你会错失晚餐社交的机会，而在于迄今，你的肠神经系统都没能正常运转。在它重新上线运转之前，你会觉得这些选择都很艰难。一旦它重新掌权，你就会惊讶于自己过去居然会那样生活。正因如此，我才不建议你在服用印度没药之前尝试这一步。我的许多患者都曾是家中唯一在做健康选择的人，但这对他们来说不再是一个选择——他们就是无法让自己一直处于不适与疲乏之中。他们的家庭成员有时要花两到三年才能跟上他们的步伐，有时是永远也跟不上，但对我的患者来说，坚持这些习惯已经是轻而易举的了。一旦你的肠神经系统重新掌权，你所获得的益处就能击败短暂的多巴胺高潮，这样一来，健康的生活方式不仅值得，也是必然。这其实就是一个待按下的化学开关，而非心理开关，一旦按下去，健康的习惯就能水到渠成。

那早餐呢？

许多患者在尝试将最丰盛的一餐换到中午时，都会问我早餐该怎么办。这真的取决于你的阿者尼状况，以及你在早上的身体感觉。我的消化系统不够强，所以我在早上没什么食欲。我习惯醒来后喝一些加了柠檬的温热水，可能还会喝一点热牛奶当早餐，但在早上十点之前我一般不会吃其他任何东西，十点时我会吃点小点心，比如一些杏仁或干果。午餐我会吃得很丰盛，因为到了中午时分，我通常会特别饿。晚餐量少，通常只有一些汤或烤蔬菜。

不过也有例外，我有时若体力活做多了，早上就会比平时饿，就会吃早餐。具体看你在早上有何感觉。如果你饿了，就吃早餐，但吃的时候要记得，你等会儿还有一顿丰盛的午餐。如果你不饿，就不要强迫自己吃早餐。每个人都不一样。你可能习惯吃早餐，或许不习惯。要留心自己的感觉，尤其是在吃了几天丰盛的午餐之后，你对早餐的欲望可能下降了，也可能增加了。无论如何，要尊重你身体的暗示，相信你身体的直觉。

禁生区

下一个要改变的生活方式是：吃生的蔬菜。我不希望你吃任何生的蔬菜。这听起来可能很奇怪，但做到这一点很重要。你可以吃生的水果（苹果除外，苹果应该煮熟），但除此之外，你吃的所有固体食物都应该是熟的。这似乎有违常理。生食不是有助于减重吗？我们不是应该多吃沙拉吗？事实并非如此。烹饪食物的重要性有二：

1. 热的食物能增加流向肠道的血液并改善消化功能。
2. 能分解掉部分细胞基质，让食物更易消化，让营养物质更易为生物体所利用。

这是有研究支持的。一项研究分析了烹饪对蔬菜中营养物质可利用性的影响，发现在水中烹饪（比如蒸或煮）可以更好地保留其中的抗氧化物，尤其是类胡萝卜素和维生素 C。不过，无论你用什么烹饪方法，食物中的抗氧化物含量都会比生食的时候多。该研究推测，这是"由于基质软化且化合物可萃取性提高"。[3]

除开营养因素，生的蔬菜还不易消化。所有肠易激综合征患者都知道这一点。你可以反复咀嚼，但冷硬的生食会引起消化系统的不适，尤其是在普莱疗法还未将你的消化系统调理好之前。等完全调理好了，你就可以在午餐时间享用你爱吃的大份沙拉了（我无论如何都不建议你在晚餐时吃生食，因为夜里的阿耆尼会减弱），但就现在而言，要忍住，不要吃生的，要选择烹饪过的蔬菜。蒸、炒或煨都可以，重要的是一定要给你的消化系统提供这一额外助力。用印度酥油烹饪还能更进一步促进消化，因为印度酥油能够增强阿耆尼。（我将在下一章更详细地讲到印度酥油。）

至于饮品，我在给你普莱茶的配方时提过热饮的好处。从现在开始，你的所有饮品都应该是热的。要对冰说"不"。饮用温热水或室温水，不要喝任何冰镇过的饮品。不要喝冰柠檬汽水、冰啤酒、冰汽水和冰纯净水。如果你选择的饮品是室温水和草药茶，你的消化系统会运转得更为顺畅。你如果去过美国以外的地方，就会注意到，其他文化大都没有过给饮品加冰的传统。现在你知道其中的原因了。

给沙拉爱好者的特别提示

如果你喜欢在中午吃沙拉，也不必完全戒掉它。可以尝试在吃之前，将沙拉倒入预热过的平底煎锅内，热上一两分钟，看到绿叶蔬菜略有萎缩即可。热的沙拉也很美味。你可以尝试用烤过的根茎类蔬菜做沙拉，也可以用热过的绿叶蔬菜搭配烤过的根茎类蔬菜。就算是用普菜疗法调理好了身体，也请在寒冷的季节里考虑食用热过的沙拉。夏天你的消化功能最强，调理好身体后，是可以在午餐时享用自己热爱的冷脆生菜的。

每日大脑排毒：冥想

我很想早一点把冥想介绍给你，但我一直等到现在才将它纳入排毒方案，是因为我希望让你做好迎接它的准备。冥想是大脑的强效药。它也是精神排毒的必要组成部分。我经常为患者解释，随着身体更深处毒素的释放，情绪也会开始释放，其中包括了精神毒素。鉴于你已经完成了第三阶段，并且一直在服用印度没药，你可能已经发现了自己情绪的剧变。也许是情绪的波动：一阵阵地忽喜忽悲。也许是比往常更暴躁，或是会没来由地愤怒。记住，当体内的抑郁开始释放，它往往会变成愤怒，愤怒是抑郁好转的"起点"。这是很好的，意味着你的毒性情绪正被释放出来，不过，若是缺乏应对策略，你很可能会不堪重负，甚至退出该疗程。情绪是十分强大的，但冥想也是。

冥想不仅能帮你处理情绪问题，对你的大脑和身体还具有直接的消炎作用。冥想能彻底改变整个应激反应及其信号级联[4]，还能改善免疫功能[5]。它甚至曾被成功应用于慢性疼痛的治疗。[6]它能调控大脑的启动方式，让你的中枢神经系统更聪明，让你的肠脑关联得到改善。数项研究证明，冥想能减轻与肠道相关的功能障碍，比如消化疾病[7]和肠易激综合征[8]。冥想对你的大脑大有益处。它能提高注意力，增强自制力，[9]还能有效治疗成人与儿童的焦虑症[10]与多动症[11]。冥想对重新掌控嗜食欲望尤其有效。如你现在所知，嗜食欲望的源头是快感中枢受到过度刺激，引发神经适应与成瘾，冥想能够阻止这种过度刺激反应，让大脑不再为其所骗。研究业已证明，冥想可以减少药物滥用。[12]冥想还能让血清素自然平缓地上升，让你在出现排毒不适症状时也能感觉不错。数以百计的研究证实了冥想的这些作用。冥想是有益的，这一点毋庸置疑。鉴于冥想的益处如此强大且能惠及你的方方面面，我建议你将它变成你新的日常习惯并坚持一生。

具体该怎么做呢？我接受过超觉冥想（Transcendental Meditation，

TM）的训练，这是人们研究最广的冥想形式之一，起源于印度。我发现超觉冥想非常简单而且非常有益。它对我有效，我也会给自己的患者推荐。超觉冥想是咒语冥想（mantra meditation）的一种形式，意思是使用特殊技巧在自己的脑海中重复一个声音，要确保正确习得这些技巧就必须要有导师的监督。我个人建议你报一门超觉冥想课，当然你也可以尝试自己喜欢的其他冥想技巧。许多冥想技巧都能在书籍、应用程序、网站，甚至视频或光碟上找到详细说明，它们会引导你完成相应的步骤。研究表明，许多不同类型的冥想都是有益的（不过超觉冥想常常排在首位）。你只需摒除干扰，将注意力集中于呼吸，安静坐上 15 到 20 分钟，一天一到两次，就能有显著成效。最重要的是，要找到适合你自己的冥想形式，并经常去做。

早睡

最后，我希望你能在晚上 10 点上床睡觉。这可能比你习惯的就寝时间要早，但这是你能为自身健康做出的最大贡献之一。这一建议的理由与我希望你能将最丰盛的一餐放到中午的理由是一样的：这样能最充分地利用自然的昼夜节律。你身体里的排毒能量会在晚上 10 点上升。你若 10 点后还醒着，就会重新精神起来。排毒能量会转化为精神能量，你可能突然就睡不着了，可能清醒着一躺就是两个小时，可能半夜还会饿。这是因为清醒的你会将本该用于排毒的能量引入歧途。10 点到凌晨 2 点间的睡眠是最深、最能令你放松且自然再生作用最活跃的，你不应错过。

大多数人都必须在特定时间起床，因此早睡也是避免"睡眠剥夺"（sleep deprivation）的重要手段。"睡眠剥夺"会令你体内调控食欲的两种激素失控，一种是胃饥饿素（ghrelin），它会发送信号告诉你，你饿了，需要进食，另一种是瘦素（leptin），它会发送信号告诉你，你吃饱了，别再吃了。这就是睡眠不足者往往饥饿感更强，更容易暴饮暴食，尤其爱吃糖，更容易长胖的原因。[13] 睡眠是你对自身健康的重要投资，哪怕这意味着你必须将自己最爱的深夜节目录下来，改天晚上早些时间再看。

普莱疗法期间，你或许已经能够敏锐感知自己身体的自然节律以及它想要早睡的愿望了。请留心这一生物性号召，它对排毒至关重要。若因工作原因而无法做到这一点，那么你至少要保证充足的睡眠（每晚 8 小时左右），并严谨对待其他所有的排毒方案。

第四阶段的身体调理：
你会有什么感觉

在这一阶段，通常会有很多事情同时发生。你的感觉会有显著改善，新的习惯特别有助于将新的生物化学变化"封印"进你的生活。在完成第四阶段的所有建议后，你会感觉更为平衡，感觉自己仿佛正在走出牢笼。你会情绪更加稳定，精力更加充沛，思维更加清晰，嗜食欲望明显减少，当然，体重也会减轻。但最重要的是，无论你想要如何改变自己的人生，你都会有一种自己已全副武装好，可以开始了的感觉。那些改变不再如过去般令人望而生畏，这源自你新树立起的自信，源自你新拥有的一整套迎接挑战的工具。

挑战是生活的一部分，现在的你已经用普莱疗法调理好了自己，能够主动迎接这些挑战了。

要坚持多久

在你感觉到自己的嗜食欲望完全消失，情绪稳定，大脑清醒，且减掉了想减的体重之后，就可以进入普莱疗法的保养阶段了。

第七章

后普莱生活

在完成四大阶段之后，你就该判断一下自己是否完全调理好了。要如何判断呢？你可以进入保养阶段的最重要标志就是，你的身体和精神都知道，你需要做些什么才能感觉舒服，且保持健康。你现在每天都会与自己交流。你能感觉出某个选择是否适合你的身心。

现在，我希望你重做一次第124页的肠道智商测试。这样你不仅能清晰看到自己这段时间努力的成果，也能知道自己还有多远的路要走。新的得分可能会告诉你，你的第四阶段尚未完成，还应继续；若是分数不错，就代表你可以进入普莱疗法的保养阶段了。

一旦进入保养阶段，你首先要做的是，判断普莱疗法中的哪些部分是你想要继续，且愿意坚持一辈子的。这个因人而异，不同的人，疗效最佳的部分也会不同。比如说，你可能永远无法说服我放弃三果宝、洋车前子壳和普莱茶，因为有了它们我真是太舒服了。我的身体会给出积极反应，我能感觉得到，对我来说，这足以说服我将它们坚持一生；午餐时来一杯拉西对身体很好，这件事不需要由其他人来告诉我，因为只要喝了它，我的状态就不会再在下午三点之后下滑了，这是我能直观感受到的；如果错过早晨的冥想，我会一整天都不太舒服。我的神经已经适应了冥想所带来的宁静，错过冥想会让我出现应激反应。在我非常焦虑时，我的家人都知道该怎么做，他们会给我时间，让我去冥想，这就能轻松迅速地消除我的焦虑感。有时，我就是觉得自己必须立刻去冥想。一刻也不能等。你甚至一个问题都不能问我。我就是得立刻去做！积极的神经适应会让我对有助增进健康、改善感觉、厘清思维和保持正常体重的习惯产生渴望、需求和"瘾"。

接下来，想一想你现在都有些什么习惯。当你的神经适应了积极的行为，当你的饮食由肠神经系统（而非有害肠道细菌）所控制，你就知道自己的身体调理好了。当你处于积极而非消极的反馈回路中时，你就会知道自己需要什么。你会知道自己什么时候需要暂时停下脚步，休息一下，什么时候需要喝骨汤，什么时候需要上床睡觉。这就是你照顾自己的方式。这就是你的生活方式。

当四大阶段都发挥了应有的作用，你的神经适应了那些新的行为，你就可以切换到保养模式了。现在的你，不管是遇到特殊活动，要旅行或出差，还是仅仅过个周末，都可以偶尔放纵一下，这并不会毁掉你迄今的成果，因为你的身体已经经由普莱疗法调理好了，能够应对这种偶尔的放纵。不过，我还是建议你，大多数时候要坚持自己在普莱疗法过程中所养成的生活习惯，把它们融入你的新生活。这应该不难，毕竟这些事你已经做了很久了。

日常的保养习惯

日常保养习惯可以根据你自己的喜好来调整，一般来说，我有如下推荐：

- 如果你增加过三果宝的剂量，现在可以下调了，但仍要每日服用。我的推荐用量一般是，每晚 1000 到 2000 毫克，不超过 2000 毫克。

- 如果消化功能正常，你就不需要再那么频繁地补充纤维。我推荐继续服用磨细的洋车前子壳和亚麻籽，但减为每周两次左右。若发现消化能力下降，就增加纤维摄入量，直到一切重新恢复正常。

- 我的许多患者都会继续饮用普莱茶，因为他们已经非常习惯它了。我一般建议在工作日喝，即周一到周五，周末休息一下。你也可以根据季节来调整普莱茶的饮用量。在比较寒冷的秋冬时节，如果你的饮食量大且难以消化，那么你的身体就会需要一点额外的帮助，以便保暖和增强消化功能。我建议秋冬季节是周一到周五喝，春夏季节每周只喝两到三天。我每周喝两天左右，但在出差或做其他有压力的事情时，身体不适或天气非常寒冷时，会增加至每周喝五天或更多。

- 我给大多数患者的建议都是，继续每天服用南非醉茄和婆罗米。它们都是能促进神经再生的草药，定期服用也不会有任何不良影响，而且随着年龄增长，它们对大脑的益处也会越加明显，因此，我相信，服用它们对任何人都是有益的。如果你曾加大过服用剂量，可以降回到每天两次，每次每种服 400 到 500 毫克。这是很适合保养的剂量。

- 我建议你继续在烹饪时使用普莱咖喱粉，且频次尽可能多，每天一次可不算多。有时，我若感觉自己的消化功能不太正常，或感觉需要增强自己的阿耆尼，连饮用温热水时都会加一茶匙咖喱粉。

- 冥想是我生活中必不可少的一部分，对它，无论怎么美言我都觉得不够。若你今后都能坚持每天一次或两次冥想（两次更佳），那么必将给你的身心带去莫大的好处。

- 无论何时，只要你能，都请继续坚持改变后的生活方式：坚持将最丰盛的一餐放到中午，坚持晚上 10 点睡觉。这些都是你做的越多就越容易的事。我承认，我们的文化就是围绕着中午简餐、晚上大餐来设计的，但你若能在晚上吃简单一点，睡早一点，便能感觉更轻盈、更健壮、更精力充沛，便能打破我们文化中最糟糕的习惯之一。

季节性补救措施或按需补救措施

这些习惯并不是每日必须的。你的身体意识已经增强，应该能够感觉到何时需要这些特殊的消化与营养助力。

- 我建议你季节性地服用印度没药。早秋服用一个月，早春再服用一个月。在这两个时段，你的身体都在向新模式过渡，最适合净化，而印度没药能够启动深层净化，帮助过渡，就像是在为你的整个消化系统做春季大扫除（和秋季大扫除）。春天尤其是你肝脏排毒的旺盛期，若在此时服用印度没药，最能事半功倍。最近，我在度假时也会服用少量印度没药，假期会打乱许多人的健康习惯，而印度没药有助于我控制假期饮食。

- 我还建议你季节性地使用生姜肠道冲洗剂。在秋天或冬天，或在你感觉自己消化功能减弱时用上几次。我尤其喜欢在秋天用，因为我的消化功能很容易在这个季节出问题。

- 你可以一直享用普莱骨汤与普莱果蔬汁，不过你若不想一直喝也没关系。你若喜欢它们，觉得它们喝着舒服，请继续喝。适合服用印度没药的季节，也是适合饮用它们的季节，原因相同。它们也很适合在你无法吃到营养丰富的食物时饮用，比如长时间出差或长时间工作时。这样做肯定是没有任何坏处的。

- 当你感觉消化能力弱（出现消化不良、胀气、腹胀），或感觉疲惫、思维混乱、缺乏创造力，或体重开始增长时，就要再次忌吃生食，忌喝冷饮。大多数的食物都需烹饪（水果例外，但不包括苹果），不要喝冷饮，直到你感觉消化功能恢复正常为止。这些情况在秋冬尤其易发，因为在这些季节，你的身体会耗费大量能量来保暖，你的消化系统可能会再度停滞。若你决定再不碰冷饮，那当然最好了。

何时需要重复普莱疗法

普莱疗法是一种行之有效的排毒方式，我推荐一年做两次，就在自然界的季节性净化期间：秋天和春天。这时你的身体自己也会进入排毒模式。在重复普莱疗法时，你可以适当缩短每一阶段的时长。如果你感觉很好，那每阶段一周的推进速度应该足以让你为下一季做好准备了。若是你故态复萌，觉得自己需要更多净化，那就多花些时间。不要找任何理由匆匆应付。健康是场旅行，普莱疗法就是你在这一旅途中所乘的车辆。放轻松，恢复活力，照顾好自己，你的生活就都会好起来的。

我现在对自己生活方式的管控非常严格，因为我已经对舒适的感觉"上了瘾"，在接下来的几章中，我会把自己遵循的许多原则介绍给你，不过，与我一样，现在的你也能更明显地感知到季节的变化。普莱疗法是由身体主导的养生过程，因此你要留心自己的感觉，根据这些感觉做出应对。我给你的目标是，能够知道何事对你有何帮助，能够感觉到何时需要做何事。这不是一个一蹴而就的过程。要真正了解你的身体必须勤加练习。只要坚持，我的患者可以做到的，你当然也可以做到。

中庸之道

最后，我想强调一点：千万不要过于严格。在我第一次成为素食主义者时，以及后来转变为严格素食主义者时，我对自己真的十分严苛。我不吃任何动物性产品，但没过多久我就发现，这样对我的身体很不好。我花了很长时间才说服自己接受骨汤，又花了很长时间才说服自己重新将印度酥油和拉西融入我的饮食，事实证明，这些"妥协"对我很有效。我仍然觉得自己大略算是纯素食主义者，因为我相信（且研究也支持）这是最健康（最人道、最环保）的饮食方式。

　　当你极端严格时，就会存在收益递减点。你的思维和身体都会不再灵活。我也经历过极端不严格的阶段，我的坏习惯复发，带来了我能感知到的害处。此处自有中庸之道，我们每一个人都必须找到属于自己的中庸之道。在我家，每周会有一天是由孩子选择去哪吃，我们也会跟着开心地享用。我偶尔也会放纵自己吃甜食，阿育吠陀医学认为某些甜食若少量食用是能发挥药效的。大多数时候我是不会碰加工食品的，但我有尽量放松地去做，走中庸之道。这有助于保持心理以及身体的平衡，在普莱疗法为你调理好身体与心理后，它们就能从容应对你偶尔的放纵了。

　　你已经做到了。你已经完成了普莱疗法，它所带给你的最好的消息是，你的新生活才刚刚开始。从现在开始，你可以改变以前无法改变的生活方式了。一些改变可能已经自然而然地发生了，但前方还有更多的改变在等着你！在后续几章中，我要分享给你的信息甚至更多——我会告诉你在用普莱疗法调理好身体之后，应该如何生活，如何过得更好。

第四部分

普菜疗法的进阶秘诀

第八章

古识今用

我之前都没太提到食物，因为在你用普莱疗法调理好身体之前，都不算做好了改变的准备。你不应该在这种时候强迫自己放弃业已上瘾的食物，无论上瘾的是你的大脑还是肠道。我不希望你在身体排毒、消化恢复的过程中把注意力都放在食物选择上，我希望你留心的是身体对食物的反应。后者必须是第一位的。若不管理好毒性炎症状态，任何企图改变饮食的尝试都很可能无法持久，也无法成功。

但现在就不一样了。你准备好了，我们终于能认真聊一聊这件你每天都要做三次或更多次的事情：吃。

你都在吃些什么？

完成普莱疗法之后，你的食物选择很可能已经自然而然地改变，甚至是显著改变了。不过，变化的幅度可能还未达到你的期望，或者你还想更进一步。选择健康食物是改善健康与向前推进的绝佳方式。

那你究竟应该吃些什么呢？现在的人比过往任何时候的人都更了解营养学，因为相关信息非常广泛且易于获取，不过与此同时，这些信息也前所未有地令人困惑。你看到、听到的食物信息来自不同视角，从某个方面都能说得通，这就令你很难弄清自己到底该做些什么了。结果，许多人要么什么都害怕，什么都不敢吃，要么恰恰相反，不去纠结，什么都吃。

你对加工食品和精制食品的恐惧是合理的，因为这些食品中含有大量"自然界中本不存在的"化学物质和改造物质，它们势必会引发毒性炎症。然而，恐惧并未止步于此。我的许多患者要么害怕碳水化合物，要么恐惧脂肪，要么对糖又爱又恨。经各种时髦饮食法的常年灌输就可能出现这些情况。

你害怕的若是食物，那就弄错了重点。真正的重点是，一些因摄入谷物、脂肪、糖等而产生的有害影响只会在你消化功能弱时出现，只要强化了消化能力，你的身体就能增强对这些影响的抵抗力。自然界中本不存在的加工食品绝不可能对健康有益，而纯天然状态的谷物、脂肪和糖是可能对你有益的。若你的消化系统足够强大，那么偶尔吃一点人工食品，也不会给你的身体造成太大的压力或麻烦。事实上，阿育吠陀医学有一个核心理念：若是消化功能强，吃毒药都没事；若是消化功能弱，最健康的食品也是毒。

显然，你肯定不想吃毒药！然而，现在许多人都把碳水化合物、脂肪或糖视为"毒药"，不仅因为别人声称这些东西有害，也因为他们吃了确实会不舒服。不过，即便是严苛规避了所有所谓有害食物的人，也常常会有不适之感，他们自己也不懂这是为什么。这种情况我见了一次又一次。我的行医方式吸引了越来越多有健康意识的人，而他们在第一次见我时经常会抱怨，"我现在只吃正确的东西，还是觉得自己不健康"，或"医生们都说我没有任何慢性疾病，但为什么我还是不舒服呢？"

其中一些人曾患有慢性疾病，通过严格限制饮食等措施才得以康复，因此，他们不得不花费大量时间和精力来挑选食物，即便病治好了，仍感觉活得辛苦。确实如此：这种不稳定的状态——没有能量或活力补给的严格饮食状态——可能在任何特定时刻再次转变为疾病状态。这样得来的健康感不堪一击，只能存在于完全无害的条件下。依我看来，这仍是一种囚禁，只是这座监狱的条件比成瘾与疾病的监狱要好。这就像是从某个极其肮脏的单人牢房搬进了玛莎·斯图尔特[1]曾经住过的牢房，但你还是被关在监狱里。

饮食限制或许能帮你找回平衡，这种平衡严格来说不算疾病，但它摇摇晃晃，并没有稳定的健康根基。究其原因，还是在于消化。若你的消化功能强大了，你就会感觉身强体壮、活力十足、精力充沛，你就不用再住在食物的牢笼之中。你不必再如履薄冰地面对碳水化合物、脂肪、精制糖或任何其他你爱吃但认为自己不能吃的食物。若你爱吃的是它们的更健康版本（比如糙米等全谷物，牛油果、印度酥油等所含的非精制脂肪，椰子棕榈糖、天然枫糖浆等天然糖），那就更不用小心翼翼了。

你只是需要适量地吃。若你爱吃的是些油腻、令人有快感、热量大的食物，健康的消化系统就会告知大脑，你并非总是需要它们。你已经知道我所说的"健康的消化系统"是指什么：神经

---

[1] Martha Stewart，是美国的"家政女王"，曾经入狱，在狱中仍积极生活，带领狱友做饭、练瑜伽等等。

适应了营养丰富的食物，肠道和大脑具有适当的可穿透性，肠道菌群达到平衡，肠神经系统强大且在线。它们会传达出明确的信号：你爱吃的这些食物仍可以保留在你的生活中，但只能作为在特殊场合丰富体验的奖励食品，而不是掌控你日常生活的独裁者。

普莱疗法的全部目的就是将你从*所有的牢笼*中解放出来——疾病和功能障碍的牢笼，以及严苛饮食限制的牢笼。我为你设定的目标是，将健康的习惯变成你的生活方式，并从中获得快乐，还有，你坚持这些习惯的原因是你*自己想要这么做*，是你觉得这样做才是正确的、对你有益的，而非你*不得不这么做*，或觉得不做就会受到惩罚或威胁（"要么这样吃，要么后果自负！"）。我所希望的是，即便条件有限，你无法总是做出好的选择，但你能拥有强大的消化系统，而它仍能帮助你拥有健康。我希望你拥有**消化复原力**（*digestive resilience*）。这并不意味着你应该吃"毒药"，比如经常吃有毒性的加工食品，只是说，若偶尔吃到了这样的食物，消化复原力也能让你相对轻松地恢复过来。

但是消化系统的痊愈需要时间。有些人痊愈得快。在第四阶段结束时，这些人的消化系统可能就已经很强大、很健康了。但对另一些人来说，这个过程可能会很漫长。痊愈所需的时间取决于损伤的程度。不过，我的患者通常都能在结束这四大阶段时做好开始下一步的准备，并会向我寻求营养建议。他们能感觉到自己做好了改变一些生活方式的准备——现在的他们已能够更轻松、更自然地做出改变。他们想知道，怎么吃才能在不加剧任何问题、不延缓任何进展的同时，仍能感觉到快乐和有趣。他们对食物的反应越来越敏锐，能发现自己最喜欢的一些食物会给自己带来糟糕的感觉。但他们不想通过不断试错来学习。到了这一阶段，他们渴望获得正确的信息，这也是我在本书这一部分所要提供给你的。分解说明一下：

1. 若尽量只吃天然健康的食物，大多数时候的你应该都是舒服的。*但是……*
2. 许多人就连吃健康食品都会不适。

到底是哪里脱节了呢？你或许仍觉得自己是在被迫遵守着某种形式的饮食限制，或者被迫反抗着某些限制。你正在认真地考虑食物问题，但可能一头雾水，完全不知道该做些什么。

别担心。普莱疗法能够帮你在这一章中找到自己所需的信息，得出适合自己的结论。事实上，即便不做这些，只是坚持做普莱疗法的保养步骤，你也能在三到五年间，自然而然、循序渐进地完成我在本章中给出的许多改变建议。部分改变可能在你看到这里之前就已经完成了。

不过，若你觉得自己已经为做出更多改变做好了准备，那就无需再等上三到五年。我能帮你省点时间，我将在本章指导你后续的具体做法。记住，初步疗愈与初步减重并不需要改变饮食。在获得了这些初步成果后，你若愿意，就可将自己的健康——有形的与无形的、身体上的与思维上的——推向下一个层次了。

吃全天然食品

让我们先给出一个基本前提与一些基本建议，这些你可能清楚，也可能不清楚。就在还不算太久远的过去，全天然食品是我们唯一可以取得的食物。加工、包装、高精制的食品是直到最近（就人类历史而言）才出现的，但它们已经不仅随处可见，还深受大多数人的偏爱。人们说你无法阻止进步，但在这个领域，"进步"会伤害我们。食物携带着传递给身体的信息。全天然食品的复杂性与完整性对你的生物化学变化是有"教育意义的"。它能教给肠道一切正确的事，有助于提高肠道智商。相较而言，加工食品与人造食品只能给肠道提供不完整、更改过或错误的信息，这就像肠道在接受低水平或有误导性的教育。全天然食品就像一位活力十足、才华横溢的教授，他所分享的课程是你可受用一生的工具，加工／人造食品则像一位枯燥、乏味、冷淡的老师，授课随意，他的态度和错误信息会误导你，拖慢你生活进步的步伐。

不幸的是，我们已经距离食物原本的样子与味道太远太远，完全记不起它们了——我们太习惯那些坏老师了，以致已经意识不到他们的坏，以为他们是"正常的"。生而为人，吃全天然食品是我们的权利，因此，我希望让你重拾的信息是：天然形态的食物是安全可食用的，不是你身体的敌人，天然形态是指食物从茎上摘下，从地里拔出，或从树上采下（或可能是猎捕来）时的样子。

全天然食品（大都）不是装在罐子、袋子或盒子里的。这种食物没有添加防腐剂、化学物质、人工着色剂或调料，甚至可能连盐、糖或脂肪都没有额外添加过。这种食物是新鲜的（比如蓝莓或芦笋茎），保留了食物的原貌（比如糙米），且没有去除上面的某些部分或成分（反例如精白面粉）。全天然食品当然是可以烹饪的——煮、烤、炖，或者熬汤，这并不会破坏它们的价值。

但在现代社会，大多数人都在吃些什么？方便食品。发展到这一步是有个过程的，起初是半熟的罐装或冷冻食品（过去都是我们为了自己食用而亲手制作）。接着，添加了调料和防腐剂的食物被摆上了货架。再然后，食品会被分馏，被注入化学物质，只为让它们看上去、尝起来像原本的食物。最后，食物完全变了样，在那些包装食品或微波食品中，你甚至连一种全天然食品都认不出了。

我们能否回归符合我们天性的饮食？当然可以，但做起来可能没有看上去那么容易。在我们这个快节奏的世界里，方便是个很强大的激励。对一些人来说，改吃全天然食品是巨大的转变。但对另一些人而言，这并非什么陌生的概念；他们只需增加饮食中全天然食品的量即可。

不过，我想明确一点，在我告诉你该吃全天然食品时，并不是要求你从现在开始只能吃 100% 的全天然食品。对那些习惯吃方便食品的人来说，吃全天然食品的要求会令他们不堪重负。他们不一定清楚全天然食品究竟是什么（袋装的糙米是全天然食品吗？），也不一定清楚如何烹饪它们。我的建议是，朝着正确的方向一步一步慢慢来。这是有一个过程的。

一开始，你可以在每天的饮食中增加一两种像是从菜园或果园采摘来的食物：在选择了曲奇饼干后，可以再挑一个梨，或者在做酱汁时，可以选用蒸熟的新鲜四季豆，而非加了调料的冷冻四季豆。连我都花了两三年才全然接受这一理念，哪有道理要求你在更短时间内完成呢？每顿饭都吃全天然食物并不容易，有时也不现实。然而，你若是能以吃全天然食物为主，就能发现它们会尽可能地为你提供最大密度的营养物质，满足你的身体所需。

选择正确的谷物

　　近来，媒体大量报道了所谓谷物的危害。我发现人们对谷物的认知十分混乱，低碳水饮食法与原始人饮食法（paleo-style diet 或 paleo diet）的盛行尤其加剧了这一问题。如今的许多节食者都认为，谷物对每一个人都是有害无益的。过量碳水有害论得到了一些有力论据的支撑。不过，对于任何片面认定某一类全天然食品对所有人都有害而无一利的论点，我个人一般都是持怀疑态度的。这违背了生物多样性。"谷物都是有害的"完全不符合阿育吠陀医学的观点。任何东西吃过量了都对身体有害，在美国，人们的谷物摄入量真的很容易过多，但问题并不出在谷物本身。阿育吠陀医学认为，谷物是富含营养的，但也"不易消化"，应该根据自身阿耆尼的强弱与体型的大小适量食用。

　　你的消化能力会随着年龄的增长而减弱，这是自然规律，所以你的总食物摄入量也应该随之逐渐减少。一般来说，我会建议人们随着年龄增长，逐渐减少碳水化合物，尤其是糖的摄入量，这样才能让微生物组保持健康，同时，也能减少能量的摄入，符合人们逐渐减少的锻炼量与肌肉量。不过，对大多数人来说，年龄的增长还会带来其他的一些身体变化——变瘦、变小，变瘦、变小后的身体只摄入少量谷物就能获取到足够的能量与营养物质。

　　但在美国的文化中，一切都变了。美国人会随着年龄的增长越来越胖，这是完全违背自然规律的——而谷物会加剧这一问题。年龄的增长与异常的体重增长会加剧体内失衡与消化紊乱，让我们无法很好地消化谷物。这就是如今存在这么多与谷物相关的问题，以及有这么多人声称对谷物过敏的原因所在。我再说一次，无论你多少岁，谷物对你来说都应该是富含营养的，只是要随着你年龄的增长减少摄入量。如果你能常年保持健康，常年拥有强大的阿耆尼，那么无论年龄如何增长，你都能在日常饮食中适量摄入谷物，不但不会有任何问题，还能为你提供丰富的营养，帮你巩固健康。不过，对于那些体重也在随着年龄增长而愈发不健康的人来说，谷物就成了毒物。

　　这个问题我们该怎么解决呢？我们是否应该发誓永远不吃谷物？不。我们应该治愈消化系统，让其恢复平衡，这样你才能从谷物中获得应有的益处。在你管理饮食与消化系统时，在你坚持践行普莱疗法保养步骤时，有一条经验法则很实用：保证每一餐中蔬菜的占比远高于谷物的占比。当阿耆尼较弱（消化能力弱）

时，我们通常只推荐食用最易消化的谷物，比如白色的陈年印度香米。若你不太能消化谷物，这类稍加精制的产品可能更适合你，待你的消化功能增强后，再吃全天然的谷物。糙米的营养物质含量比白色的印度香米高，但你若无法分解它们，再多的营养物质也对你无益，只会在你的肠道中转化为毒素，变身为阿马。*对你而言，什么东西有营养完全取决于你的肠道能够消化什么。*

对那些血糖不稳定，有身体炎症和胰岛素抵抗的人来说，应对所有的碳水化合物来源都更加谨慎，直到这种不稳定的状态消除为止。待消化功能恢复后，你就可以将全谷物当作主食，特别是如果你不爱吃肉，但身体能接受谷物（刚刚修复的肠道也爱它）。试想一下，地球上有多少文化的幸存是依靠富含碳水的食物，无论是稻米还是富含淀粉的块茎。数十亿人都是这样吃的，而且非常健康。在这些以天然食物为食的人身上，我们并没有看到那些存在于美国人身上的健康问题。我认为，这是因为我们吃了太多的加工谷物与精制糖，它们损害了我们的肠道完整性与消化健康。过量摄入谷物和糖会引发炎症，若还是加工过的，问题就会更为严重。它们会导致肠漏与脑漏。肠道若是健康，结合全天然饮食，适量摄入谷物和糖，是不会有任何问题的。

全天然 VS. 精制

全天然谷物保留了谷物的所有部分（比如麸皮和胚芽），也没有任何添加物（比如调味剂）。全谷物包括糙米、藜麦、燕麦、小米、苦麸、荞麦、斯佩尔特小麦、苋菜籽等。店里销售的可能是包装好的，比如塑料袋包装的，但里面的谷物都是完整的、无添加的。它们不同于精制谷物，后者只保留了谷物的一小部分（淀粉部分，丢失了谷物中所含的大部分维生素、矿物质与纤维）。精制谷物包括精白面粉、精白米，以及添加了调味剂的包装谷物等，比如加了很多糖的燕麦片和加了酱汁与调料的米饭。

此外，其他文化烹饪碳水化合物的方式也各有智慧，能让身体在处理碳水时保持良好状态。许多文化都会在自己的三餐中加些东西——不是我们通常会加的防腐剂、精制糖和精制脂肪，而是像香料、草药这些能促进消化，帮助稳定血糖反应的东西。这些添加物既能让富含碳水的食物更美味，又不会引起极端的多巴胺激增与成瘾反应，此外，还能让我们的血糖在富含碳水的一餐后恢复到正常水平。

以你正在用的普莱咖喱粉原料为例，其中的香料能帮助血糖和胰岛素抵抗恢复正常。比如，油甘子甚至能治疗糖尿病。[1] 在印度，油甘子就是饮食的一部分，它有助于消除因摄入碳水化合物而引发的一些问题，而这些问题之所以会出现在美国人身上，正是因为缺乏这些香料的帮助。还有姜黄，印度有用它来阻止痴呆症发展的传统，现代研究也已证明，姜黄确实能显著改善痴呆症患者在行为与心理上的症状。[2] 阿尔茨海默病在印度的发病率就比在美国低。[3] 印度的饮食也是以碳水化合物为基础的，只是我们会搭配食用有消炎作用、能调节血糖、富含抗氧化物的香料，因此不会出现消化功能障碍，也不会进而引发大脑功能障碍。还要记得，传统印度饮食中是不含精加工食品的。

　　当然，这并不意味着你在甜甜圈上撒点咖喱粉就行了。我的意思是，你既要选择健康的碳水化合物与淀粉类蔬菜，比如全谷物和红薯，还要搭配有助身体管理它们的香料。这样的饮食方式能让你摆脱对健康碳水食物的长期恐惧。不过，即便是健康的碳水化合物，也必须有聪明的肠道才能妥为消化，而且并不是每个人（尤其是老年人）都能吃太多的。

面包……以及谷蛋白呢？

　　人们爱吃面包，因为它能令人心安，唤起某些久远的感觉。我不知道"面包是生命之杖"（Bread is the staff of life.）这句话最早出于谁口，但似乎确有许多人将面包视为主食。我们会把它烤着吃，做成三明治吃，餐前吃，配餐吃。不过，你在超市里看到的大多数面包肯定都不是全天然食品。

　　事实上，面包是令人困惑的，许多所谓的全麦面包都是以精白面粉为第一原料，只含有一点点的全谷物。就连100%的全谷物面包都是加工过的：将小麦研磨成面粉，面粉中又混入了酵母、糖等其他物质（常常还有防腐剂，以及其他能令面包美味蓬松的化合物，比如面团改良剂和额外添加的谷蛋白）。我最近发现了一些相对可算未经加工的面包，它们只含有发芽全谷物、酵母、水和盐。不过，这种面包的密实度可能与你过往习惯的都不相同。你若能用手将一片面包挤压成很小的一团，那它就不是全天然食品。真正的全谷物面包尝起来更像欧式面包：硬、有颗粒感、有嚼劲，而且绝对不蓬松。我觉得这样的面包很好吃——口感更复杂、更有趣。

我认为人们如此爱吃面包的原因之一在于，精制面粉与糖会让你的多巴胺飙升。当普莱疗法帮你将多巴胺正常化后，你可能就会更偏爱真正的全谷物面包了。这里的重点并不是完全戒掉面包，而是要治愈你的消化系统，然后吃由全谷物制成，未添加糖、化合物和防腐剂的面包，并留心自己是否能够接受。

这里还有一点很重要，需要认真考虑。我建议你在挑选谷物蛋白质时，对其中一种要格外谨慎。巧的是，这种蛋白质在我们的食品供应中极其普遍。它就是谷蛋白，即存在于小麦、大麦、黑麦中的蛋白质。它不仅存在于含有这些谷物的所有食品中，还经常被提取出来，添加到其他许多种类的食品中，比如酱油、沙拉酱和罐装汤，更不用提货架上的每一种精白面粉制品了：曲奇饼干和薄脆饼干、面包和百吉饼，等等。许多销卖的面包都额外添加了谷蛋白。

我建议人们远离，甚至完全避食谷蛋白，特别是正在利用普莱疗法治愈肠道的人，对此我是有充分理由的。即便你的肠道很聪明，仍然无法完全消化谷蛋白——现在的小麦中都含有数量庞大的谷蛋白，人类根本没有足以消化它们的酶。对于大多数人来说，只要你的肠道没有异常渗漏，你的排毒通路没有超负荷工作，你就能够消化掉适量的谷蛋白（适量不是指每天都摄入——*我的意思是最多每周一次，理想情况是每个月仅一两次*）。现代小麦为何如此不同？首先，我们的摄入量远远超出了应有的量。大量加工食品中都含有小麦，许多人又习惯了大量食用面包、薄脆饼干、百吉饼、意大利面和烘焙食品。

其次，现在市面上的大多数小麦都是杂交品种，有了新的特性，不再是古时候的小麦了。这些小麦中的谷蛋白含量要比过去的品种高得多。即便你买的是有机小麦产品，也时常存在交叉污染（风和蜜蜂并不懂得有机小麦农场与非有机小麦农场之间的界限），因此你吃到的是否是真正的健康小麦真的很难说。

在阿育吠陀医学等古老传统中，小麦粉几乎都是研磨后立即使用的，因为众所周知，它会很快氧化（一般在两周内），氧化后就会发出腐臭味。而我们食物中所用的小麦粉从研磨到使用几乎都比两周久得多。在完成普莱疗法之后，若你觉得自己吃到某些食物会有不良反应，却又不知道它们到底是什么，可以试试无谷蛋白的饮食，坚持至少一个月，看看是否能感觉好一些。如果是，那就是时候把谷蛋白从你的菜单中剔除了，至少在你的消化功能变得极其强大之前不要再碰它了。消化功能强大之后，或许你可以每一两周吃一次谷蛋白，但一定要确保来源优质。如果无论何时，你只要吃到它就会有不良反应，那就不值得再多做尝试了。

驯服你的嗜糖欲望

人们爱糖，但也往往将其视作"坏的"或"罪恶的"。这真是个难题——我们不应该吃自己最想吃的东西吗？阿育吠陀医学对甜食的观点有些许不同，它认为糖在某些情况下是药用的。"甜"是阿育吠陀医学中的六味之一，对消化有重要影响。在印度，糖的常见形式是粗糖，呈深色、结晶状，是大块的未精制蔗糖。在帮助神经系统恢复正常的阿育吠陀药方中，经常会添加这种糖，它味道很重，你不会吃太多。因此，带甜味的食物并不像白糖一样，被许多人视为天生"邪恶的"，甚至有些正在减肥的人都不认为甜食是禁忌。

少量食用天然形态的糖不会有任何问题。问题（就与小麦一样）在于我们的文化对糖的极端精制与过量摄入。现如今，大多数人吃的糖都不含有任何天然糖所含有的营养物质。天然甘蔗汁中含有钙、铬、钴、铜、铁、镁、锰、磷、钾、锌和维生素 A、C、B1、B2、B3、B5 和 B12，还有许多我们甚至尚未命名的天然化合物。把这些统统丢弃该是多大的浪费啊！一旦过量摄入，精制糖就会成为所有碳水化合物中最危险的那个，因为它会给你的肠道造成极大损伤，进而损伤到你的大脑。我说这些并不是要把糖妖魔化，只是为了把事情说清楚，好让你与自己的糖摄入量和解。你可以学着享用天然的糖，偶尔且少量，这样一来，它不仅能成为你给自己味蕾的奖励，也能成为你给自己身体的奖励。

在普莱疗法的帮助下，你已经朝着这个方向前进了很多。你的糖摄入量很可能已经自然而然地减少了。或许你还想更进一步。现在的你已经能够控制自己的嗜食欲望并调控自己的血糖了，因此，在选择自己要吃什么糖的问题上，你已经能够做出一些明智且长远的决定了。

为了达到最佳效果，我建议你慢慢来。下面是我所推荐的步骤。请一次一步，待你适应后再开始下一步。

1. 从以吃精制、人工糖为主转变为以吃天然糖为主。若你吃的糖大都是家里自己做的，那这一步就相当简单了；若你仍然"在外面"买糖吃，比如在咖啡店买油酥糕点或在自动贩卖机买糖果，那这一步的难度就大了。尽量别吃甜点，除非是你自己用天然糖做的，或者是从用天然糖做甜点的店里买的。你甚至可以将自制的甜食带去上班吃，或带在路上吃，这样能帮你远离糖果碗、自动贩卖机、咖啡馆里的糕点柜。天然糖包括有机椰子棕榈糖、未精炼的蔗糖（比如粗糖和黑糖）、椰枣糖、蜂蜜、真正的枫糖浆等。在做出这一转变的过程中，你可能会发现自己对糖的喜爱减少了。天然糖更能给你满足感，因为它们不仅甜，还营养丰富。我记得小时候在印度，我们吃糖从来不会过量。粗糖的味道太重了，只一点点就能满足我们的所需或想吃糖的欲望。还要记得，糖的精炼程度越小，对成瘾中枢的刺激就越小，随之产生的吃糖冲动就越弱。

2. **减少你的天然糖摄入量**。理想的目标是，你每周只享用一次加糖的甜食，不过，你若是个天天都吃糖的人，可以试着从每周少吃一天开始，然后按照你觉得舒服的速度向最终的目标推进。

3. **减少你的谷物摄入量**。即便是全谷物也会对胰岛素产生影响，但我并不建议你将谷物从日常饮食中彻底删除。不过，你若是每一餐都吃谷物，或一次性吃得过多，那就需要减量了。减少谷物摄入量有助于你身体的自我调节，有助于减小血糖水平与胰岛素水平的波动幅度。还需要注意的是，谷物要尽可能地搭配普莱咖喱粉食用。

4. **少喝或不喝果汁**。水果富含纤维与营养物质，但果汁几乎是纯糖，即便是鲜榨、未加糖的果汁也不例外。在去掉果肉与纤维后，果汁中的天然糖会迅速涌入你的血液，带来与精制糖类似的影响，即刺激你的成瘾中枢，让你想吃更多的糖。你若爱榨汁喝，那就喝果蔬汁，比例应该是 90% 的蔬菜汁加 10% 的果汁，就像普莱果蔬汁的配方那样。

5. **减少你每日的水果摄入量。**水果是一种高营养价值的绝佳食物，但它确实含有大量的天然糖。享用它，尤其是在减少添加糖摄入量时，你可以用它取代过去的那些甜点，不过，你若在减肥，就不要吃得太疯狂。人们说水果是"大自然产的糖果"，随着你身体的自我调整以及它对甜味的越发敏感，你想吃水果的频率可能也会减少。假设一份水果奶昔中的水果含量达到四或五份，对一天的量而言就有点太多了，你要将每日的水果摄入量减至两到三份。不过，若要在精制糖与水果之间做选择，请始终选择后者。

记住，这些都是一般性的步骤，可以在你想要做，并觉得自己准备好了的时候再开始。不要让你内心冒出惩罚性的声音。不要吃了些巧克力就觉得功亏一篑了。这一环节的重点不是从你的生活中剥夺些什么，而是做出你*想要的*改变，因此，等你觉得自己准备好了再开始就好。糖摄入量需要有多大改变因人而异，取决于你在完成普莱疗法后的肠道智商。这些只是建议，适合仍感觉自己的肠道需要额外帮助的人。真正且持久的改变是一个过程，它会反复——向前迈出两步，又会向后退回一步。

攀登"糖梯"

你若想食用质量更佳、毒性更小的甜味剂，就要顺着"糖梯"往上攀登，远离最劣质的甜味剂，找到最优质的糖。第一步：远离人工甜味剂！用白糖取代人工甜味剂。我是认真的。就连白糖都比人工甜味剂要好。

你千万不能也永远不应该碰的一类甜味剂就是人工甜味剂。众所周知，人工甜味剂会导致体重增加[4]，令罹患代谢综合征（前驱糖尿病）的风险升高（高于天然糖可引发的风险）。一项有趣的研究将这一点与人工甜味剂对肠道菌群的改变联系了起来，这种改变会导致葡萄糖不耐受（glucose intolerance）。[5]我认为人工甜味剂对人体的影响方式之一就是：引发炎症，进而改变肠道菌群，增强嗜食欲望，最终导致含糖的安慰性食物摄入量增多。再者，让味蕾持续接触甜味只会增强你的嗜糖欲望。[6]

你若喜欢甜菊糖，下一步就可以吃这个。甜菊糖是一种草药，我尚未在任何研究中看到它的任何不良作用，但我个人并不喜欢它。吃到它时，我会感觉体内有炎症反应，我的家人也有相同体验。你若愿意，可以直接跳过"糖梯"上的这一层，继续向上，到未精制的天然甜味剂一层。最后，即便是未精制的天然甜味剂也要尽量少吃，让水果取代它们成为你的甜点。别着急，慢慢来。但不能停，你若想显著改善自己的肠道菌群，改善自己体内的毒性、炎症与能量水平，就需要顺着"糖梯"持续向上攀登。

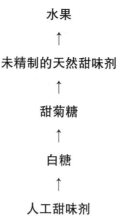

水果
↑
未精制的天然甜味剂
↑
甜菊糖
↑
白糖
↑
人工甜味剂

　　注意：蜂蜜不要加在热饮中，也不要加在烘焙食品中加热。高温下，蜂蜜会释放出一种名为羟甲基糠醛（HMF）的毒素。[7]加热还会改变蜂蜜中的部分化学成分，比如令过氧化氢增多。最后，加热蜂蜜会令其难以消化。蜂蜜中的分子会变成胶状，牢牢附着在黏膜上，堵塞体内的所有通道（阿育吠陀医学中所谓的**斯洛塔斯**），阻碍排毒并产生毒素（阿马）。精通阿育吠陀医学的古代圣贤遮罗迦（Charak）曾写道："没有什么能比不当摄入蜂蜜而导致的阿马更麻烦了。"出于这些原因，我建议你仅在室温下保存和食用蜂蜜，或将其添加到温热、不烫手的饮品／食物中食用。

多吃植物性食物

你的饮食应该以植物性食物为主，比如蔬菜、水果、豆类、坚果。随着普莱疗法的推进，你想吃这类食物的欲望可能会自然增加，对肉类的喜爱可能会自然减少。植物性食物会给你舒服的感觉，它们营养丰富，有机的植物性食物更是你可以吃到的毒性最小的食物。

豆荚及其他豆类，比如小扁豆，都是上佳的蛋白质来源，也是部分加工后仍然能保留全天然食物样貌，并有益于肠道的好例子。只添加了水和一点盐的罐装豆荚虽经过加工，但仍十分接近其天然形态。干豆荚就更接近了，但处理起来要花更长时间，因为得浸泡后才能烹饪。罐装豆荚接近天然状态，取出后稍稍冲洗就可食用，十分省事。有些人虽然爱吃豆荚，但不太能消化它们。阿育吠陀医学认为，豆荚和小扁豆属于有点难以消化的食物，但考虑到它们对健康的种种益处，仍是不错的食物选择。解决难消化这一问题的方法是，将它们放入撒有一撮葫芦巴籽的水中，浸泡六到八个小时，然后在烹饪时加入一些香料，比如普莱咖喱粉，这样能进一步增强其可消化性。你若发现自己很难消化豆荚和小扁豆，先试试上面这些小技巧，若还是不行，就从只吃去皮干绿豆瓣／干扁豆瓣开始，随着消化功能的增强，你就可以逐渐提高豆荚与小扁豆的摄入量了。许多人发现，当自身消化系统适应了豆荚后，他们的身体会分泌出更多有助消化豆荚的天然酶，吃豆荚对他们来说再也不成问题了。

明智地选择奶制品

阿育吠陀医学认为，奶制品拥有强大的治愈力。在印度，奶牛和奶牛相关的产品（牛奶、牛初乳、酸奶、印度酥油，甚至尿液）都具有特殊药用。奶牛在印度是受到尊崇的，印度人认为它们是具有治愈之力的神圣阴性（Divine Feminine）能量的一种化身，而且据报道，牛奶中富含奥亚司（ojas），奥亚司是阿育吠陀医学术语，指体内的一种被誉为健康之源的液体。你可以将奥亚司视作阿马的解毒剂。奶制品中的奥亚司含量主要取决于奶牛受到的对待——直白地说，就是它们开不开心。因此，阿育吠陀医学在探讨奶制品的治愈力时，都默认该奶制品的来源，即奶牛是健康的，是受到人性化对待的，而且是生活在自然环境中的。

当然，阿育吠陀医学所探讨的是数千年前业已存在的奶制品，这些奶制品不同于我们今天能买到的精加工奶制品。印度人处理牛奶的方式与众不同。比如说，我们永远不会喝冷的牛奶。在印度，挤完牛奶后，要先煮开，关火，然后享用。这样的牛奶口感细腻，味道香甜——一如我在第一章提到过的，在刚来美国的头几年里，我和妹妹完全喝不下这里的牛奶，因为那味道对我们来说太酸了。后来，我终于习惯了，但还是以喝发酵的生牛奶（即拉西）为主。

尽管西方世界的牛奶没有那么新鲜，但仍然对健康有益。只是，我建议在选择牛奶时要明智一些。印度文化有把牛奶煮开的传统，因此我并不反对巴氏杀菌法，即用高温杀死牛奶中的细菌。当然，你若能买到生牛奶，我还是更推荐生牛奶，饮用时喝多少煮多少，即煮即喝。生牛奶没有经历过其他牛奶的加工程序，最大程度地保留了全天然食品的自然状态。生牛奶中还保留了更多完好无损的天然酶与细菌，有助于肠道分解牛奶。在我的患者中，就连对牛奶重度过敏的人往往也能在肠道痊愈后食用生牛奶。生牛奶会有被细菌污染的小小风险，不过，将其煮开即可消除这一风险。我主要用生牛奶来自制酸奶，然后用这个酸奶来制作拉西。

食物不耐受与食物过敏呢？

也许你认为自己对奶制品不耐受，或者你对糖、谷蛋白、脂肪或碳水化合物过敏。你的想法可能对，也可能不对。

有些人认为，饭后疲倦或胃痛是食物过敏的表现——他们"不能吃碳水化合物"或"无法消化脂肪"。然而，真正决定你食物过敏与不耐受程度的是你的消化能力。若你的阿耆尼足够强大，你就几乎不会有什么不能吃的——大多数青少年就是什么都能吃。随着年龄增长，阿耆尼会减弱，你自然会对食物更加敏感。然而，我们的文化已经将这种情况推向了极端——我们在美国看到了前所未有的情况。我们养成了太多不良习惯，这些习惯正在扼杀我们的阿耆尼，导致过敏性食物的数量呈指数级增长。我们的身体无法识别"自然界中本不存在的"食物，摄入这些食物只会让过敏问题加剧。若能点燃阿耆尼，修复消化功能，你所以为的许多过敏问题可能就会自动痊愈。

出于这个原因，我觉得市面上许多围绕单一种类食物所写的健康饮食书籍都没有真正抓住重点。对脆弱的消化系统来说，几乎任何食物都可引发炎症，也都具有毒性。若你认为自己对奶制品或谷物过敏，这种认知可能正确，但究竟是否正确也只有等治愈了肠道才能最终确定。若有食物颗粒，比如牛奶中的蛋白质分子，从肠道渗漏进入血液，你的身体就会将它们视为异物，产生免疫反应。若这些奶制品分子能够按照正常情况留在你的消化道内，可能就不存在任何问题了。我不是说你一定没问题，因为确实有人不适合食用奶制品。留在消化道内的奶制品会令一些人感觉不适（比如乳糖酶缺乏者）。不过，你若没有乳糖酶缺乏的问题，那就很可能不会对奶制品过敏。过敏只是你当下的感觉而已，在你治愈肠道之前，这种感觉会一直存在。有些食物对你有毒性，仅仅是因为它们加剧了你体内业已存在的问题。

这有点像在伤口上撒盐。问题不在于盐，而在于伤口。要真正恢复肠道健康，你就必须治愈这一伤口。伤口愈合之前，别碰盐是有助于伤口恢复的，伤口愈合之后，你就算在原伤口处撒上盐揉搓也不会有任何痛感。普莱疗法能够治愈伤口，提升肠道智商，变聪明的肠道会告诉你它可以接受什么，不能接受什么，你可以基于此做出明智的判断。在肠道痊愈之前，很多东西都能引起你的不适反应。一旦肠道痊愈，你可能会突然发现，真正不适合你的食物只有区区几种而已。以适量食用的奶制品为例，特别是健康奶源的奶制品（有机的、非均质的或生的奶制品），你可能会发现，原以为会令自己难受的奶制品变成了饮食中营养丰富的组成部分。

在牛奶的处理方式上，存在着更严重的问题——均质化（homogenization），我认为这一点更加令人担忧。**均质化**过程是将牛奶中的脂肪分解成更小的颗粒，防止乳脂浮于表面，让牛奶从上到下看上去都是一样的。这样做的意义何在——仅仅是为了让牛奶更好看？乳脂块可是牛奶中最美味的部分！均质化的问题在于，一旦将脂肪分解成更小的颗粒，这些颗粒就更容易过早地逃出消化系统。它们会躲过消化系统的雷达，未经消化就进入血液。我还记得自己从喝均质牛奶改为喝非均质生牛奶时的感受，我感觉自己消化牛奶的能力突然强了许多。你若觉得奶制品会令你不适，不妨试试非均质的生牛奶。你所需做的可能只有一件事，即改为食用更接近自然状态的奶制品。

在我接诊过的患者中，有成千上万的人曾误以为自己对奶制品不耐受，根据我对他们的观察，以及我个人的经验，我发现，光是治愈肠道和改用生牛奶往往就能够解决他们的不耐受问题。重新接纳奶制品的过程要循序渐进。我们往往无法一下子恢复到最初的摄入量，但少量摄入是没问题的。另一个小诀窍是，在牛奶中加入一撮姜黄粉和一撮生姜（现成粉末或新鲜磨碎的均可）后煮开。这样也有利于牛奶的消化（还能更加美味！）。

在我推荐的所有奶制品中，拉西是首选。拉西是一种稀释的酸奶饮品，在印度很受欢迎，它所含的益生菌能为你的肠道提供助力。另外，它很美味。拉西有两种口味：甜的和咸的。甜拉西的甜味来自天然糖、香料（比如小豆蔻粉），以及玫瑰水等调味品。若从补充益生菌这一最终目的来讲，我还是向你推荐用助消化香料调味的咸拉西。

"说芝士……"

你能猜到人们说自己做不了纯素食主义者的头号原因是什么吗？是芝士。你可能爱吃芝士，但并未意识到它有多难消化，即便普莱疗法帮你完全调理好了身体，也改变不了它难消化的事实。芝士与谷蛋白的相似之处在于，它们对任何人来说都不易消化，因此不应大量食用。回忆一下隔夜披萨上的芝士：硬得像塑料片，再放几天，样子也不会有多大改变。它不易分解。若你现在的肠道智商仍有点低，最好别吃芝士（和谷蛋白），至少暂时别吃。

你若非要吃芝士，最好选择印度奶豆腐，这是一款你在家里就能做的印式芝士，做法简单，如下：

自制印度奶豆腐

二分之一加仑（约合 1.9 升）非均质的有机生牛奶

四分之一杯现挤柠檬汁或酸橙汁

用炉火将牛奶加热至 176 华氏度（80 摄氏度），使用糖果温度计来测量温度。

关火，将柠檬汁或酸橙汁一勺一勺地加入其中，每加入一勺都要搅拌，直至牛奶中开始出现凝乳。

让凝乳冷却 30 分钟左右；然后过滤并清洗。

印度料理常会将印度奶豆腐与菠菜等蔬菜一同烹饪，不过，你若是芝士的疯狂爱好者，也可以单吃这些凝乳状的印度奶豆腐。

在肠道痊愈，有害细菌相继死亡，有益细菌重占上风之后，给肠道补充更多有益的肠道菌群是对你有益的。你可能正在好奇，我怎么没早一点让你服用益生菌补充剂或饮用拉西，我的患者也经常问到这个问题。原因是，在此之前，你的肠道还没有准备好。你必须先将肠道清理干净，减少有害细菌数量，新引入的有益细菌才能发挥作用。否则就有点像派女童子军参加第二次世界大战。你的肠道环境太过恶劣，让这些新来的有益细菌无法生存。对恢复中的肠道来说，就连酸奶都时常难以消化，这也是我推荐你饮用拉西，而非直接饮用酸奶的原因。添加的水和香料能让酸奶更易消化。

阿育吠陀医学支持这一观点。虽然某些发酵食品中含有有益细菌，能为强健的肠道提供帮助，但对受损的肠道来说，这些发酵食品可能很难消化。阿育吠陀医学反对在肠道尚未痊愈前食用任何发酵食品（比如任意种类的腌菜、味噌、豆酵饼、德国泡菜、酱油、醋、葡萄酒和啤酒，甚至酸奶），支持为肠道营造一个温和的环境。不过，拉西是个例外，只要你的肠道开始恢复了，你就可以饮用它了，它会成为你恢复食用发酵食品的探路石。拉西是用一比三的酸奶和水混合而成（刚开始时，你甚至可以再多加点水），能让酸奶更好地被肠道消化、吸收。如果你对奶制品不耐受，我强烈建议你用生牛奶自制酸奶，从一杯水加一汤匙酸奶的量和每周只喝一次的频率开始。你若愿意尝试，亚马逊上就能买到好几款价廉物美的家庭酸奶机，另外，你若买不到生牛奶，可以用非均质的有机牛奶。

我喜欢拉西的另一个原因是，它含有活性十足的活体益生菌。若选择益生菌胶囊，你怎么知道它在货架上放了多久（三年还是四年？），你怎么知道里面的细菌是否还活着？若选择拉西，你就知道细菌正在酸奶环境中积极地繁殖。无论什么东西，食物形态总是比药片形态更能为身休快速且彻底地吸收同化。

不含牛奶的拉西

一般来说，最好是用牛奶来制作拉西，因为牛奶最具治愈力。若你的身体确实受不了牛奶或其他奶制品，或者是你的肠道仍需要大量治疗，你可以试着用山羊奶酸奶或椰奶酸奶制作拉西。你可以用山羊奶或椰奶来自制酸奶（为了让细菌繁殖起来，你需要在其中加一些发酵的引子或一点点的酸奶，这与制作牛奶酸奶的步骤是一样的）。你也可以直接去商店购买有机酸奶，在制作助消化的拉西时，千万不要用加了甜味剂的酸奶。

关于益生菌的研究有很多，包括对酸奶的免疫刺激作用[8]和减肥功效[9]的研究。现在你已经营造出了有利于有益细菌生存的肠道环境，加入拉西就能进一步支持肠道菌群的增殖，让它们更多样，更具活力。对于配餐用的拉西，我一般会有两种不同做法，

但若要帮助肠道痊愈，我推荐制作助消化的拉西。它不甜，不会让正在减轻或已经消除的糖瘾死灰复燃。这种拉西适合在午餐时饮用，再晚的话，会不易消化。我每周大概会做三次。

助消化的拉西

一人份原料：

四分之三杯室温水

四分之一杯非均质的有机原味（未添加甜味剂）酸奶

二分之一茶匙的普莱咖喱粉，或边尝边加，按你的口味决定

（可选：你可以将普莱咖喱粉放入平底煎锅，在炉火上稍微煎一下，或是垫上铝箔，放入烤箱稍微烤一下，然后存放起来，专供制作助消化的拉西使用，这样做出来的拉西味道会更浓郁、更有趣。）

一撮喜马拉雅岩盐

将所有原料放入食物搅拌机中搅拌，或用叉子搅拌，直到充分混合。然后与午餐一同享用。

如果你测出的肠道智商低，我建议你从脱脂酸奶开始尝试，脱脂酸奶更易消化。从稀释版的拉西开始，即四分之三杯水中只加入一汤匙酸奶。待你觉得自己更强健后，再改用低脂酸奶，最后使用全脂酸奶，与此同时，酸奶的用量也可以慢慢增加，最终增加至四分之一杯。

我推荐的最后一种奶制品是印度酥油。印度酥油是澄清的黄

油——牛奶中所有的固体物质都过滤掉了，只剩下油脂。印度酥油极其温和，有舒缓、镇定的作用，它不会像黄油一样燃烧，因此可用于烹饪。任何的谷物或蔬菜菜肴，添加少许印度酥油和喜马拉雅岩盐都能增其风味。我的橱柜中常备印度酥油，任何需要使用黄油或菜籽油的地方，我都会用印度酥油代替。过去在美国很难找到印度酥油，现在大多数库存丰富的超市里都有售了。

关于奶制品，还有一点我想说一说。这听起来可能与你的健康与减重没什么关系，但其实密切相关。我想说的是对待奶牛的方式。这番探讨与奶制品、骨汤和肉类的消费密切相关。当然，目前已有了涉及伦理争议、动物虐待，以及环境问题的相关讨论，不过，我要说的与这些完全不同，我要说的是动物的健康。如果为你提供牛奶或肉类的动物一辈子都活在各种抗生素与生长激素的注射中，它们不健康的可能性就会更高。（研究证明，长期使用抗生素与罹患炎症性肠病、癌症等疾病相关；研究还证明，给可食用动物使用抗生素会强化具有抗生素耐药性的病原体，从而危及人类与动物的健康。）生长激素的使用也令许多人忧心忡忡。这是一个处于发展之中的研究领域，尽管最近一项研究显示，人造牛生长激素（rBGH）在人体内"几乎没有或完全没有生物活性"，但多项研究显示，这种激素确实有害奶牛的健康。给奶牛使用人造牛生长激素会增加它们的乳腺炎发病风险，以及跛足和生育能力下降的可能性。它不仅对奶牛不好，对人也不好。乳腺炎（一种乳房感染）患病率的增加意味着用来治疗乳腺炎的抗生素用量会加大，最终，这些奶牛所产的奶中也会带有更多的抗生素。

然而，动物与人类健康之间的关联并非只有化学残留物。

还记得吗，阿育吠陀医学认为，精神与身体是相连的。充满压力的拥挤环境，以及可能时不时遭受的虐待，都会引起动物的生理反应。就像人一样，压力之下，它们的身体会出现一系列的功能障碍。部分家畜，尤其是体型较大的家畜，非常聪明，能感受到恐惧与压力（这并不要求它们具备多高的智力）。这些动物的生活环境会改变其所产肉与奶的质量，因为应激反应会改变它们的生物化学变化。我建议你在选择奶制品或肉类产品时认真考虑一下这一点。不健康、压力大的动物是无法为我们提供健康食品的。

我和家人住在加利福尼亚州，我们调查过那里的许多奶制品厂，我们所购买的奶制品全都来自其中动物福利最好的那些。入门的步骤是选择有机的奶制品。进阶版的调查还要考虑动物们所吃的食物是不是它们在自然环境中会吃的那些，它们是牧场放养还是围栏圈养，它们的自由活动时间有多少，它们的生活环境有多干净。我所吃的动物产品仅限于有益健康的那些，比如印度酥油和拉西，我会确保自己所吃的奶制品来自无上述人为干预的健康动物。这也是我给患者，还有你所推荐的。

植物调理剂（Flora Tone）

拉西能帮助有益细菌重新入住你的肠道，不过，除了拉西，我还有一样特别喜欢且常常开给患者服用的草药补充剂——瓦皮卡品牌的植物调理剂（参见书后"资源"一节）。连续服用八至十二周，从每天两次，每次两片开始，逐渐增加至每天三次，每次三片。它能非常强效地平衡肠道细菌——它的功效太过强大，会导致有害肠道细菌的大量死亡，因此，曾经的排毒不适症状可能会短暂地复发。不过，这些症状都会消失的，消失之后，你就会感到更加舒服了。我建议你坚持服用这款植物调理剂，每年一次，每次六到八周，它会对你的健康大有裨益。

　　有些患者在完成普莱疗法后仍会表现出肠道菌群失衡的明显迹象，若要帮他们清除肠道内过度增殖的寄生细菌，我会推荐更为强效的治疗方案。不过，这些方案是高度定制化的，因为这些患者往往会因肠道细菌的相继死亡而出现剧烈的排毒反应，必须接受严密监控，才能防止肝脏因死亡细菌释放出的内毒素过多而不堪重负。我不会在本书中推荐这些方案，因为它们必须在监督下进行。植物调理剂则不同，它很适合在这一阶段使用，是很棒的补充剂。它性质温和，我的大多数患者都能承受。你若觉得自己的肠道细菌问题超出了可自行处理的程度，那我强烈建议你去找阿育吠陀医师、自然疗法医生或功能医学医生看诊。

减少肉类与鱼类的摄入量（或彻底戒掉）

　　美国人很爱吃肉。虽然有些人觉得自己需要吃肉，且吃肉确实对他们有益，但也有一些人不吃肉也没关系。我支持以素食为主的饮食有很多原因，主要原因之一就是肉类难以消化。许多人每天摄入的肉类之多，已经超过了人体天生能够处理的上限。与肉类摄入过量相关的健康风险，我们已知的就有许多——可预料的，比如因心脏病[10]、冠状动脉疾病，以及中风[11]而死亡的风险会增加，还有出乎意料的，比如罹患 2 型糖尿病[12]的风险会增加，人们通常认为 2 型糖尿病与碳水化合物摄入过量的关系更大。

许多研究都对比过素食饮食与杂食饮食（包含动物性产品和植物性食物）中的各种典型食物，并发现纯素食主义者（任何种类的动物产品都不吃，包括奶制品）和素食主义者的冠心病发病率、癌症（尤其是结肠癌）发病率，以及肥胖症发病率都普遍更低。[13]某项研究还对比了素食主义者与非素食主义者的死亡率，发现死于缺血性心脏病的素食主义者明显更少。无论是饮食中有牛奶和蛋的素食主义者（即蛋奶素食者），还是饮食中不仅有牛奶和蛋，还有鱼的素食主义者，他们的死亡率都比肉食者要低 34%。同样是与肉食者对比，纯素食主义者的死亡率低了 26%，只偶尔吃肉的素食主义者低了 20%。[14]

你可能会因为上述事实而减少肉类摄入量，不过，普莱疗法可能已经减弱了你的嗜肉欲望。我的大多数患者，其肉类摄入量都减少了 50% 左右，有的是在普莱疗法期间自然而然减少的，有的是到了目前这一进阶阶段后听从我的建议减少的（他们希望我给一些建议，帮忙找出那些会让他们时不时有"中毒"感的食物）。在决定要减少肉类的摄入量后，他们通常会反馈说，这种改变很轻松，而且顺从于他们的身体感觉。若是如此，你其实根本不用吃肉，不过，你若想继续吃肉，也是可以的。

（我曾提过）骨汤是唯一的例外，因为它要比肉类容易消化得多，而且营养价值也远大于动物身上的肌肉或柔软的肉。我相信，大多数人都能够通过偶尔饮用骨汤受益，排毒时、压力下，或者只是感觉精疲力竭时都很适合饮用骨汤。在印度，若是有人在健康状态不佳时接受帕奇卡玛疗法（参见第十章），医生就会让他们在治疗期间饮用骨汤。

你到底可以吃多少肉完全取决于你的身体类型及消化系统的状态，不过，你若戒不掉肉，我强烈建议你选择最接近天然形态的肉。你应该避开的肉类来源有以下几种：患病动物、用人工饲料或有违该动物天生食性的食物喂养的动物，以及圈养在有违该动物正常天性的环境中的动物。在我看来，这些都不应该纳入你的选择范围。动物如果不健康，或正在遭受痛苦，它的肉就是有毒性的。

有一个显而易见的例子，压力会耗尽动物肌肉中的糖原。对畜牧业来说，糖原十分重要，因为它能使动物被宰割下来的肉产生大量乳酸，而乳酸能抑制细菌生长。若动物因压力耗尽了肌肉中的糖原，被宰割下来的肉就无法产生太多乳酸，因而更容易在储藏时腐败，在食用时引发食物中毒。[15]

许多畜牧业专家还认为，压力和痛苦会改变肉中的维生素、矿物质与蛋白质含量，也会影响肉的质感、嫩度、颜色与保质期。[16]而且与人类一样，动物的压力与疾病状态会使其体内充满内毒素——就像我们在生病或压力过大时，肠道内会充满有害细菌所释放的内毒素。这些内毒素是不会在烹饪过程中分解掉的。它们很有韧性。肉类行业一直苦于无法解决内毒素的问题。有一种想法是，发明"防止肉类生蛆的喷雾"，喷到肉上——太恶心了！当我提到全天然肉类时，指的都是非精加工的，且来源于健康动物的肉类。在我看来，所有不符合这一定义的肉类都不是全天然食品。

尽管有对肉类摄入量的研究，但对人类是否应该吃肉以及应该吃多少肉的问题，仍有很大争议。一些研究对将所有肉类放在一起研究的做法提出了质疑。通常的研究并不区分所用的肉是来自草料喂养的散养或放养动物，还是来自工业化农场或饲养场喂养的圈养动物，也不区分是未加工的肉，还是充满了防腐剂的腌肉，但新的一些研究显示，不同的肉对人体的影响是不同的。与其他肉类相比，草料喂养动物的肉中，Ω-3 脂肪酸水平，以及共轭亚油酸等其他有益脂肪、抗氧化物的含量都要高出很多。Ω-3 脂肪酸有益大脑，但大多数美国人对它的摄入量都不足。草料喂养动物的肉中还含有更多的硬脂酸，硬脂酸不会提高胆固醇水平，相比之下，谷物与饲料喂养动物的肉类会含有更多的棕榈酸和肉豆蔻酸，这两种饱和脂肪酸更有可能令胆固醇水平升高。[17] 底线是：你若决定继续吃肉，务必确保你所吃的肉源自健康的动物。

普莱食物替换法

总而言之，要将你饮食中有害健康的那些食物替换成与之类似但营养价值更高、更有益健康的食物，这很简单，也有很多选择。下面是我最爱做的一些替换：

被替换的食物	试试这个
黄油或人造黄油	来自草料喂养动物的有机印度酥油（澄清黄油，即不含牛奶蛋白的黄油）。许多研究证明，适量摄入印度酥油有助于胆固醇等血脂因子的调节，所谓适量摄入是指在饮食中占 5% 到 10%。[18]
白色食盐	天然的盐——比如海盐和（尤其是）喜马拉雅岩盐。喜马拉雅岩盐是淡粉色的，富含矿物质，且不含有用于加工白色食盐的诸多工业化学物质。它产自喜马拉雅山脉的盐矿。阿育吠陀医学认为，在饮食中添加这种盐可治疗炎症与自身免疫性疾病。
白糖和 / 或人工甜味剂	椰子棕榈糖、粗糖、分离砂糖或蜂蜜。天然的糖没有白色的！

　　在参考这份食物指南时，请记住，不要急，你完全可以慢慢来。若你打算少吃或不吃某种食物，结果还是没忍住也别沮丧，这都是成功所需的过程。循序渐进才能带来持久的改变。最重要的是，你要留心自己身体发出的信号。随着肠道智商的不断提高，你能更敏锐地接收到这些信号。当你想吃某样东西时，先尝一点，看看身体会作何反应。若你感觉疲倦、饱胀、酸胀或者胃痛，请留心并记住这种感觉。如果写下来能帮助你记忆，那就写下来。你甚至可以将嗜食欲望日志变成食物反应日志，追踪记录你吃了什么，吃了之后有什么感觉。这可能会对你有所启发，你可能会发现一些从未察觉到的模式——什么食物是你的身体喜欢的，又有什么是你的身体不适合的。在身体越来越强壮和健康的同时，你也在不断成长、变化和进化。让这种变化继续下去，你就能知道自己究竟需要吃些什么。最棒的是，你所需要的食物也会成为你所主动想要的。这些变化都会自然而然地发生。

第九章

了解自己的体质类型——要吃对

在掌握了一些基本的饮食原则后，你可能会冒出一个念头：可能不是人人都适合同样的饮食方式。确实如此。比如，你可能发现纯素食对一些人的益处特别明显，但对另一些人就不是。同样是吃动物蛋白，一些人成效显著，另一些人则不见成效。这些都是因为个人体质的不同。

若你稍有点年纪，则可能还记得有一段时间很流行将身体类型分为外胚型（ectomorph）、中胚型（mesomorph）和内胚型（endomorph）。外胚型通常窄、瘦、高，中胚型肌肉比较发达，内胚型的身材一般比较圆润，肉更柔软。该理念认为，你无法反抗自己的身体类型，但可以优化它。阿育吠陀医学已将这一理念践行了多个世纪，只是践行方式更细致，也更复杂。阿育吠陀医学将人的类型称作多沙（dosha），也分为三类，但与外胚型、中胚型和内胚型并非严格一一对应。多沙还考虑了人的许多其他特征，比如性格与个性，习惯与偏好，皮肤与发色、发质，等等。身体类型只是多沙的重要指标之一，只是其中的一个部分。

这一古老的知识源于对人类类型、倾向、身体、心理、情绪及精神特征，以及相应有益与有害因素的仔细研究。现代科学中还没有与多沙等同的概念（生物内生学这一前沿领域正在研究如何量化这一古老的系统），但在我的诊所中，我一直见证着它的成效，我会基于患者的多沙为他们提供关于饮食与健康的建议，只要他们开始照做，健康总能有所改善。

你的多沙（即你的体质）为你提供了一个更为个性化的模板，它能告诉你该如何照顾自己。它的重要之处在于，待你将自身系统清理干净，变得更舒服、更强壮、更健康后，若能了解自身多沙及其对你饮食选择和生活方式选择的意义，便能更好地调整和改进继续前行的方法。尽管对许多人来说，光是将阿马清除干净、改吃全天然食品就已足够，但是你若想要更进一步，尤其是当你完成普莱疗法，并听从了第八章关于全天然食品的建议，但仍会偶尔出现食物中毒反应，且无法确定该反应的源头时，这一章就是为你量身打造。你不舒服，可能是因为吃了与自己所属多沙相斥的食物。

确定自己属于哪一类多沙

三类多沙分别为**瓦塔**（*vata*，类似于外胚型）、**皮塔**（*pitta*，类似于中胚型）和**卡法**（*kapha*，类似于内胚型）。每一个人都被认为是这三类多沙的混合体，具有与之相应的特征，不过，每一个人的主导多沙通常都只有一种或两种。你可能是纯瓦塔体质，但更有可能是瓦塔–皮塔混合体质或瓦塔–卡法混合体质。你可能是纯皮塔体质，但可能具有大量的瓦塔或卡法特征。稍后你可能会发现，自己是主卡法体质，但具有一些很好的瓦塔或皮塔特征。（甚至有极少数人是三体质均匀混合体。）这三种类型的微妙组合与程度变化就是我们彼此间无数差异的由来——相当酷，不是吗？

多沙倾向会表现为身体的生理特征与倾向，以及情绪特征与倾向，鉴于你已完成普莱疗法的全部四大阶段，对这些的感知力应该比以前更敏锐了。你能够感知到什么适合你，什么不适合你，你需要做些什么，以及不应该做些什么。这一切都与你独一无二的多沙组合息息相关。

我在此提到这些是因为，这就是我的患者一般会想要更加深入的点。他们想要探索自己的倾向与特征，想要进一步改善自己的饮食。你的多沙可以引导你。比如说，你可能觉得自己需要或想要喝一整天的热汤与茶，但认为自己应该吃的是沙拉。若你发现自己的主导多沙是瓦塔，就能知道你所需要的恰恰就是那些暖和的、令人舒适的、营养丰富的食物，生冷的食物只会加重你的体质。即使是最纯净、最健康的全天然食品，它们的作用也会因人而异。你的多沙决定了这些细微的不同。

多沙和科学

人们的生理与心理状况各不相同，这一理念给科学家们出了难题（或者说本就应该如此！），尤其是像我一样还在诊治患者的人。每当一些新的健康知识出现，通常都只对一小部分人有用，对另一小部分人似乎完全没用，还有一小部分人似乎会因此而状况恶化。当有人请我解读某项研究对个人行为的指导意义时，我会问的第一个问题是：该研究的研究对象是哪一类人，这类人的肠道智商是多少？正是这些被研究者的个体差异导致了不同的效果，比如同样是采用纯素饮食法，一些人的状况会越来越好，另一些人却会越来越糟，还有，同样是原始人饮食法，一些人就能从中受益，另一些人就无法忍受。某些抗抑郁药对一些人有效，但对另一些人无效。他汀类药物似乎对一些人有益，却对另一些人有害。再说到个人饮食，究竟什么食物适合什么样的人，个中差异似乎就数不胜数了。彼之良药，吾之砒霜。

我认为，能最终解释这一问题的研究领域之一就是表观遗传学（epigenetics）。在证明环境会影响基因表达的道路上，表观遗传学才刚刚起步。多沙只是为其新增了一个研究层面。我们都是不同基因的结合体，我们所处的环境可以开启或关闭这些基因。我们的多沙、我们的体质，会进一步影响任意特定环境对任意特定基因的作用方式。这是个令人着迷的理念，科学距离理解它已经越来越近了。

理想的情况是，现代医学终能意识到，在进行研究时，只有找到基因同质、消化状况类似且多沙类似的群体，才能得出真正可靠的研究结果。即便如此，所得出的结果也只适用于你所研究的特定群体。西医对这一点的理解还处于初级阶段。

那么你属于哪一类多沙呢？下面是我会在自己的研讨班上使用的小测验，能帮助人们确定自己的主要多沙类型。你可以找到远比这个更复杂的测验——有些测验比这个长得多，也深入得多。确定多沙的最佳方式是亲自找阿育吠陀医师诊断，但这个测验能给你开个好头，帮你确定大体倾向。我会描述不同多沙的特征，并给出一些相应的、具体的饮食建议和生活方式建议，只要你知道自己属于哪一类，就能找到你所需要的信息。记住，这些只是建议，只是可以帮你更进一步的工具。慢慢来，把你觉得适合自己的融入到生活中。我保证，一旦这些为你量身定制的食物与习惯成为你日常生活的一部分，你就能看到改变。

多沙小测验

体形

A. 我身形纤细、苗条，关节突出，有瘦肌肉。

B. 我中等身材，体格匀称，肌肉发育很好。

C. 我体格大或敦实。

皮肤

A. 我的皮肤干燥、粗糙。

B. 我的皮肤温热、微红、容易发炎。

C. 我的皮肤湿润、多油。

头发

A. 我的头发干枯、易断或带小卷。

B. 我的头发细、薄或过早出现白发。

C. 我的头发厚，带波浪卷。

眼睛

A. 我的眼睛小而灵动。

B. 我目光犀利。

C. 我的眼睛大而友善。

关节

A. 我的关节细、突出且容易开裂。

B. 我的关节松且灵活。

C. 我的关节大、紧密且稳固。

体温

A. 我的手脚通常都是冷的，更喜欢温暖的环境。

B. 无论什么季节，我的身体通常都是暖的，更喜欢凉爽的环境。

C. 我能适应大部分的气温，但不喜欢阴冷潮湿的日子。

压力

A. 压力之下，我会感到焦虑或担忧。

B. 压力之下，我会易怒、紧张或好斗。

C. 压力之下，我会沉默寡言或抑郁。

睡眠

A. 我浅眠易醒。

B. 我的睡眠质量还不错，通常不用睡足八小时就能得到充分休息，但我梦境真实。

C. 我睡得深且久，早上往往醒得慢。

天气

A. 我最不喜欢寒冷的天气。

B. 我最不喜欢炎热的天气。

C. 我最不喜欢潮湿的天气。

体重

A. 我的体重往往很容易减掉。

B. 我能轻松地维持住体重。

C. 我的体重容易增长。

胃口

A. 我的胃口每天都在变，消化系统脆弱。

B. 若少吃一餐，我会难受，而且我几乎什么都能吃。

C. 我喜欢吃，但也很可能不吃饭，我的消化功能迟缓。

排便

A. 我的粪便往往很硬，偶尔会便秘。

B. 我的粪便往往很稀，偶尔会腹泻。

C. 我的粪便往往形状很好或有些黏，偶尔会便秘。

性格

A. 我生性活泼、热情。我喜欢改变。

B. 我有志向，很认真。我喜欢做一个高效且自制的人。

C. 我为人随和，乐于助人。我喜欢支持他人。

活动

A. 我好动，很难坐着不动。

B. 我喜欢有目的的活动，尤其是竞争性的活动。

C. 我喜欢悠闲的活动，喜欢呆在家里。

步行

A. 我步速很快。

B. 我步伐坚定。

C. 我步速慢且稳定，步伐不慌不忙。

情绪

A. 我的情绪变化快，容易焦虑。

B. 我的情绪变化慢，但容易生气。

C. 我的情绪在大多数时候都很稳定，也鲜少因为什么事而烦心。

记忆力

A. 我学得快，忘得也快。

B. 我记性很好。

C. 我学得慢，但长期记忆力很好。

组织能力

A. 我很擅长开始一件事，但不擅长完成一件事。

B. 我做事有条不紊，能够有始有终地专注于一个项目。

C. 我需要外力帮助来开始一件事，但很擅长完成一件事。

钱

A. 我的钱几乎是一赚到就花光了。

B. 有钱对我很重要，我会把钱花在昂贵、奢侈的东西上。

C. 我不喜欢花钱，更愿意把它们存起来，以备不时之需。

在与他人的关系中，我常问……

A. 我有什么不对？

B. 你有什么不对？

C. 你确定我们之间有什么不对吗？

失衡时，我感觉自己像……

A. 风中孤叶。

B. 熊熊火海。

C. 一动不动的木头人。

我的人生格言是……

A. 不顾一切，活在当下。

B. 一分耕耘，一分收获。

C. 别担心，要开心。

算出你选 A、B 和 C 的次数，次数即得分，将得分记录在下方：

A：_____

B：_____

C：_____

若 A 选得最多，那么你主要是瓦塔体质。

若 B 选得最多，那么你主要是皮塔体质。

若 C 选得最多，那么你主要是卡法体质。

你若有两项得分非常相近，那很可能是两种多沙的混合体质，得分稍高的那个稍强。若你三项得分几乎一样，那你就是所谓的三多沙体质（tridoshic），三种体质在你体内处于平衡状态（这不常见，但有可能）。待介绍完三种多沙的特点后，我会再解释当你有两项得分很高，或三项得分几乎相同时，该如何应对相互冲突的建议。现在，我们先了解一下各个类型的特点。

瓦塔

在我做过的幻灯片展示中，我选了一些具有各类多沙典型特点的人物。典型的瓦塔体质者是奥黛丽·赫本，你若更喜欢卡通人物，那就是走鹃（Road Runner，即 BB 鸟）。瓦塔体质者往往瘦而结实，骨骼纤细，但也有例外，特别是瓦塔失衡、阿耆尼弱（肠道愚蠢）的人。在这种情况下，瓦塔体质者会长出软乎乎、松垮垮的皮下脂肪，有违该体质的正常身形。在平衡状态下，瓦塔体质者具有快速的学习能力、强大的创造力和敏锐的直觉。失衡时，他们会焦虑、紧张，可能还会失眠和便秘。瓦塔过多会引发假性的，甚至真正的神经系统问题，包括老年痴呆。瓦塔失衡主要表现在结肠——肠道细菌最多的消化器官，因此对神经系统的影响也最大。

失衡时，瓦塔体质者往往各方面都很不规律。他们的消化不规律，睡眠不规律，情绪也不规律，会在两种极端间摇摆！他们可能上一刻还觉得饿，过一会儿又把吃东西这事全忘了。他们要么睡得过多，要么根本无法入睡。与其他的多沙相比，这种多沙体质者的破坏性经前综合征症状往往会更为严重。（在月经周期前后，大多数女性体内的瓦塔能量都会暂时性增多。）这就是瓦塔体质者比其他多沙体质者更能从平静、规律的日常中获益的原因。温热的、富含脂肪的食物和平静的环境能帮助瓦塔恢复平衡。

运动过量会造成过度刺激，大多数瓦塔体质者都不需要太多运动。他们已经能量十足了。以拉伸为主的恢复性瑜伽体式对瓦塔体质者尤其有益。对他们来说，平稳、有规律是最重要的。

瓦塔体质者若长胖，增加的往往是软乎乎、松垮垮、远离肌肉的皮下脂肪。这种脂肪在小体格的瓦塔体质者身上通常会格外显眼，很容易被他们自己察觉到。通常，瓦塔体质者也是三类多沙中对体重增长这件事最直言不讳的。从美观角度来说，瓦塔体质者是讨厌脂肪的，因为他们是天生的瘦子，脂肪多了看上去就不协调了，但在长胖初期，这种类型的脂肪堆积真的是最无害的，因为只堆积在了表面。

具有讽刺意味的是，在长胖初期，让瓦塔体质者变胖的行为恰恰就是他们用来减重的行为。举个例子，咖啡和冷水是有名的减重帮手，这种减重效果可能会短暂地出现在瓦塔体质者身上，但它们会严重阻碍瓦塔体质者的消化，导致其体内阿马积聚，最终势必会加重瓦塔，起到反作用。

要使瓦塔镇静、安抚瓦塔，请多吃：

- 温热的熟食
- 热饮
- 软润的食物，比如意大利面、熟的麦片和汤
- 富含脂肪的食物，比如含有印度酥油、食用油、坚果或牛油果的食物
- 甜食

对瓦塔体质者有益的食物：

谷物	蔬菜
燕麦片	洋蓟
藜麦	芦笋
稻米（印度香米和糙米）	红菜头
小麦（未精制的）	胡萝卜
	芥菜
豆类	南瓜
红扁豆	菠菜
豆腐	红薯
全天然绿豆汤	山药
黄色去皮干绿豆瓣	黄色长南瓜

奶制品

黄油

白脱牛奶

芝士（软质，仅限非陈年
的，比如乳清干酪、农
家干酪和印度奶豆腐）

印度酥油

拉西

奶（仅限温热的）

甜味剂

蔗糖（仅限全天然形态的，
比如黑糖）

椰枣糖

蜂蜜

粗糖

枫糖浆

糖蜜

食用油

所有

坚果

所有树坚果

少量种子坚果，除了花生

调味料

八角

香叶

黑胡椒粉

小豆蔻

桂皮

丁香

孜然

茴香

葫芦巴

生姜

喜马拉雅岩盐

柠檬汁

芥菜籽

酸角

水果

所有味甜多汁的水果

苹果最好煮后或炖后食用

杏

香蕉

浆果

樱桃

无花果

葡萄柚

葡萄 李子

柠檬 石榴

酸橙 注意：干果应浸泡后食用，

芒果 　　最好煮后或炖后食用

甜瓜

柑橘 **肉类**

木瓜 蛋

桃子 鱼肉和海鲜

梨 禽肉

菠萝 红肉

为避免加重瓦塔，要远离：

- 清淡、无水、硬脆的食物

- 冷食

- 严格素食主义的生活方式。在三类多沙中，瓦塔体质者
  是唯一需要在失衡时补充一些动物蛋白的，但大多数瓦
  塔体质者都不太爱吃肉。若实在无法吃肉，请至少考虑
  下生的有机非均质奶制品，还有散养鸡下的蛋，以及用
  其骨头熬的汤。

瓦塔体质者应避食：

谷物 小米

大麦 生燕麦（比如加入格兰诺

荞麦 　　拉麦片中食用）

玉米 黑麦

格兰诺拉麦片

豆类

所有豆类，除了黄色去皮
　　绿豆瓣、红扁豆和豆腐

蔬菜

紫花苜蓿芽

西兰花

抱子甘蓝

卷心菜

菜花

土豆

生的生菜和绿叶蔬菜沙拉
　　（尽管瓦塔体质者往往很

爱吃沙拉）

各种各样的生蔬菜

调味料

所有非常辣的香料，比如
　　辣椒粉

生大蒜

生洋葱

水果

生的苹果

蔓越莓

未浸泡的干果

未熟的水果

瓦塔体质者的膳食示例：

早餐	用桂皮、小豆蔻和葡萄干炖苹果
午餐	印度香米配印度酥油煮的咖喱蔬菜（如芦笋和绿皮密生西葫芦）；烤鸡
点心	椰枣、坚果黄油、新鲜水果（生苹果除外）
晚餐	小扁豆汤

保持瓦塔平衡所需的生活方式：

- **保持规律作息。**大多数日子里都要在同一时间起床、睡觉、吃饭。瓦塔体质者很难坚持规律的作息，但这样的生活习惯能给他们带去平静与平衡。

- **充足睡眠。**在所有多沙中，瓦塔体质者对睡眠的需求最大，每晚需睡九个小时左右。

- **保持温暖和湿润。** 凉、干燥的环境会加重瓦塔。冬天要裹上毯子，喝温热的茶。若遇到温暖的晴天，要记得外出晒晒太阳！瓦塔体质者热爱太阳。
- **进行适度的非剧烈运动，比如散步和瑜伽。** 瓦塔体质者喜欢非剧烈的、能令人感到平静的瑜伽，可能还会非常喜欢热瑜伽。
- **管理焦虑。** 留意会令神经紧张的习惯。冥想和深呼吸能够安抚过多的瓦塔能量。

皮塔

皮塔体质者是雄心勃勃、奋发图强的高成就者。玛莎·斯图尔特就是典型代表，燥山姆[1]则是皮塔失衡的典型。皮塔能量过多会令人愤怒、暴躁、红脸。皮塔体质者容易因为炎症而发胖，增长的体重来自淋巴堆积和假性脂肪。在普莱疗法期间，皮塔体质者的体重掉得尤其快，这是因为淋巴流动速度开始加快，炎症开始消退。

皮塔体质者往往很火热，这既是字面意思，也有比喻意义。就身体而言，他们多是中等身材，肌肉发育良好。他们通常目光锐利，声音尖锐，多是金发或红发，女性易较早开始秃顶或头发变稀疏。他们可能会令人望而生畏。他们擅长在争论中获胜。

与其他多沙相比，皮塔体质者更能从大自然中获益。大自然拥有能令他们恢复活力与平静的奇妙力量，是消除暴躁与愤怒的良药。

---

[1]燥山姆（Yosemite Sam）是动画人物，兔八哥的死对头，一脸红色大胡子，手持双枪，性格暴躁。

皮塔体质者还需保持凉爽，以平衡他们的火热性格。凉爽的天气最适合他们。冬天里，当其他人都在发冷时，他们常常是温热的。他们适合中等强度的锻炼，但体育运动可能会激起他们过大的好胜心。

皮塔体质者的胖，我称之为"愤怒之重"（angry weight）。这些新增体重多与炎症相关——会伴随着疼痛、不适、关节痛和皮疹。它不像"瓦塔重"那般软乎乎的。它是炎症体重，会有大量的水滞留，水中又大量积聚了皮塔体质者特有的热。这种类型的胖是最令人难受的。

皮塔体质者尤其容易出现淋巴拥塞或假性脂肪。所有的热与炎症都聚集在水和淋巴中。这就是凉性食物对皮塔体质者十分有益的原因，它们能帮忙降温、排水。在普莱疗法中，你已经做了许多有助减轻炎症的工作，因此，消炎的过程早已开始。对皮塔体质者来说，限制热性食物的摄入尤为重要。

皮塔体质者通常很健康，消化系统也是所有多沙中最强大的，因此，年轻时的他们是最有可能成功远离毒性食物的。不过，一旦出现炎症，肠道开始渗漏，他们就会每况愈下，直到消化系统痊愈，炎症消退，碱性食物对此是最有益的。在三种多沙中，只有皮塔体质者是只要消化系统痊愈，就宜吃生食的，尤其是在夏季的中午。炎热的天气对他们来说是个挑战，凉性的生食能够降低他们健康肠道发炎的几率。

皮塔体质者只要能够降低体热，让淋巴管流动畅通，就能成为极其高产的人。他们善于创新，目标明确，而且精力充沛。

要使皮塔镇静、安抚皮塔，请多吃：
- 多汁的食物，比如葡萄、芒果、生菜和黄瓜
- 凉性食物，比如羽衣甘蓝、芝麻菜、甜瓜和椰子

- 水含量高的食物
- 室温到微温的饮品

对皮塔体质者有益的食物：

谷物

苋菜籽

大麦

卡姆小麦

燕麦

藜麦

稻米——白色的，尤其是印度香米、泰国香米和得克斯玛提米

小麦（未精制的，适量食用，比如少于每周一次）

豆类

鹰嘴豆

芸豆

绿豆

未发酵的豆制品（豆腐和毛豆，而非豆酵饼——发酵食物会令身体发热，这是皮塔体质者需避开的）

干豌豆瓣

其他所有豆类都可以适量食用，比如红豆、橙扁豆、黄扁豆和黑扁豆

蔬菜

紫花苜蓿芽

洋蓟

芦笋

白菜

西兰花

抱子甘蓝

卷心菜

菜花

芹菜

甜菜

黄瓜

四季豆

绿叶蔬菜（除了菠菜）

羽衣甘蓝

生菜

秋葵

香芹

豌豆

土豆

红薯

笋瓜

黄色长南瓜

绿皮密生西葫芦

奶制品

黄油

奶油

奶油芝士（适量）

印度酥油

甜拉西

牛奶（加热后饮用——你
若喜欢，可让它冷却至
微温时饮用）

印度奶豆腐

甜味剂

蔗糖（仅限全天然形态，
比如黑糖——但要适量）

椰子棕榈糖

椰枣糖

粗糖

食用油

椰子油

印度酥油

橄榄油（适量）

葵花籽油（适量）

坚果

杏仁（限焯水后食用，少量）

南瓜籽（适量）

葵花籽

调味料

小豆蔻

芫荽

孜然

莳萝

茴香

薄荷

迷迭香

藏红花

姜黄

水果

苹果

椰枣

无花果

葡萄

芒果

甜瓜

柑橘（甜的）

梨

柿子

李子（甜的）

石榴

椰子

葡萄干

肉类

鸡肉（仅鸡胸和鸡翅）

蛋清

鱼肉（仅淡水鱼，如鳟鱼、
鲶鱼、碧古鱼和罗非鱼）

火鸡肉

为避免加重皮塔，要远离：

- 辛辣食物

- 发酵食物

- 酸性食物，比如醋

- 过咸食物

皮塔体质者应避食：

谷物

糙米（短粒米）

荞麦

玉米

小米

黑麦

蔬菜

红菜头

胡萝卜

洋葱

水萝卜

海藻

菠菜

番茄及其制品（如番茄汁、
辣番茄酱和番茄酱）

芜菁

奶制品

芝士（尤其是熟芝士和咸
芝士，比如羊奶干酪和
蓝纹奶酪）

酸奶油

酸奶

甜味剂

蜂蜜

糖蜜

精制白糖

食用油

菜籽油

玉米油

芥籽油

花生油

红花籽油

芝麻油

调味料

阿魏［亦称兴渠，印度的
　　一种常见香料］

香叶

黑胡椒粉

辣椒粉

葫芦巴

大蒜

生姜

辣根酱

番茄酱

芥末

芥菜籽

酱油

水果

浆果

樱桃

葡萄柚

橄榄

桃子

梅干

所有酸味水果

肉类

牛肉

蛋黄

羔羊肉

猪肉

海鲜

皮塔体质者的膳食示例：

早餐	燕麦加葡萄干、椰丝和一点椰子棕榈糖
午餐	汤、米饭、小扁豆等豆类、绿叶菜等蔬菜（菠菜除外）、动物蛋白（若你不是素食主义者的话），甚至可以来一点大米布丁这样的甜点。皮塔体质者喜欢丰盛的午餐——这能让他们在接下来的一整天中保持平静。
点心	甜瓜、椰子汁、椰子干
晚餐	烤蔬菜和谷物

保持皮塔平衡所需的生活方式：

- **保持激情与创造力。** 皮塔体质者需要能激发他们雄心壮志的目标，但可能会野心过大。为避免这种情况，他们应专注于自己的激情，将皮塔能量导向更富有成效的方向。这有助于他们更好地与他人合作，以及将自己的好胜心用于追求大家共同的目标。

- **充足睡眠。** 要保持友善，做到不易怒，不急躁，皮塔体质者需要每天睡八小时左右。

- **做短时间的快速运动。** 比如跑步、远足、游泳或骑自行车。皮塔体质者是很好的短跑运动员。他们尤其爱好户外运动，户外运动也格外有助于皮塔的平衡。不过，好胜天性使然，他们有时可能会用力过猛。

- **注意自己说话的内容与方式。** 皮塔体质者言辞犀利，可能会不小心伤到别人。留意言辞，调整自己的反应方式，这能让皮塔体质者更为放松（也能改善他们的人际关系）。有抱负、有智慧固然很好，但做一个完美主义且不容异己的人对你的个人生活或职业目标来说就不是一件很好的事情了。

● **不要成为工作狂。务必留出玩的时间。**

卡法

卡法是放松、柔和、寒凉的多沙，主卡法体质的人崇尚顺其自然的生活方式，这种生活方式本就不容易产生压力、焦虑、暴躁等任何可能让别人敬而远之的情绪。这就是卡法体质者往往很受欢迎的原因——大家都喜欢不为鸡毛蒜皮之事大惊小怪的人。奥普拉·温弗瑞[1]就是典型的卡法体质者。她积极乐观，令人安心，是能给人带去快乐的人。这种体质的卡通代表是小熊维尼——一只自己快乐、别人看着也快乐的可爱小熊，就是对蜂蜜爱得有点过度。

就身体而言，卡法体质者的减重之路往往是最艰难的。他们通常骨骼粗大、身体壮实，不吃东西也能坚持很长时间。但他们真的爱吃，对会加剧肥胖的糖与奶制品尤其缺乏抵抗力。在三类多沙中，也只有卡法体质者最适合定期禁食，而且是任何类型的禁食都能产生很好的效果。

他们也容易出现黏液阻塞和鼻窦问题。他们耐力很好，能够成为优秀的长跑运动员（如果他们选择发挥这一长处的话）。他们通常拥有光滑、有光泽的皮肤，亮泽的黑发，美妙的歌声，以及很好的记忆力。失衡时，他们会缺乏动力，懒洋洋地什么都不想

---

[1] Oprah Winfrey，美国著名女脱口秀主持人。

做，还会经常躺着，爱把甜食和芝士当零食。

卡法体质者尤其喜欢久坐不动的生活方式，他们真得逼着自己离开沙发，多多走动。运动和易消化的刺激性食物对他们有益，能帮他们抑制萎靡不振、过度放纵的倾向。他们适合剧烈运动。他们天生体质寒湿，最适合温暖干燥的气候，比如沙漠环境。

当卡法体质者长胖时，美观角度看是好看的，因为他们天生骨骼大，骨架大，胖一点会多一些令人安心的气质。然而，他们身上多出来的脂肪恰恰是最危险的，因为是堆积在组织周围的，比如心脏周围。他们刚开始发胖时，外观上还真看不出来。他们的胖不是凸出来的，没有瓦塔体质者的胖那么明显。他们看上去就好像是体格在不断变大——块头越来越大，甚至更好看了，他们的皮肤会一如既往地光滑，身材依旧丰满性感。历史上，人们是将这种胖视为美的，就像过去那些画作中所展示的那样。然而，这种体重是最难减的，也是最有可能逐渐演变成慢性疾病的。鉴于这种胖的危险性，卡法体质者应该努力减掉多余的体重，避免给器官增加额外的负担。

对卡法体质者来说，脂肪并不是现代审美的问题，也不是肥胖羞耻的问题，而是健康问题。即使是平衡的卡法体质者，其器官内往往也有脂肪堆积。因此，他们必须格外严格地监控自身体重。若你认为自己是卡法体质者，就应该每周称一次体重，因为有的身体变化你甚至可能察觉不到。为了你的健康，你必须随时保持警惕。这就是低脂、纯素的饮食对维护卡法体质者健康至关重要的原因之一。推崇高脂食品的低碳水饮食法对他们而言就是灾难。他们甚至得小心谷物的摄入量，因为（在阿育吠陀医学看来）谷物甜且难以消化，会增加卡法能量。

卡法体质者需要低脂、纯素、营养丰富、低卡路里的饮食，并限制水果的摄入量。这样的饮食要求是最难遵守的，但对卡法体质者大有裨益。若卡法体质者能打破食物的成瘾循环，就会成为这个星球上最健康的人，这是他们天生的优势。他们有很强的免疫力，他们平衡且镇定，若有流星击中地球，所有食物消失，唯一能延续人类种族的就是他们。

要使卡法镇静、安抚卡法，请多吃：

- 温热熟食
- 干的食品，比如爆米花和年糕
- 清淡食品，低脂、少油
- 烫的或温热的饮品
- 素食或纯素食

对卡法体质者有益的食物：

谷物

陈年谷物（在加工并食用前要至少存放一年，这样更易消化）

大麦

荞麦

玉米

小米

藜麦

黑麦

豆类

所有豆类，比如小扁豆、芸豆、干豌豆瓣、鹰嘴豆和赤小豆。别吃豆腐，除非必须在豆腐与肉类之间二选一，相比之下，豆腐对卡法体质者来说是更好的选择。

蔬菜

洋蓟

芦笋

红菜头（少量）

西兰花

卷心菜

胡萝卜

菜花

芹菜

茄子

四季豆

绿叶蔬菜

秋葵（仅限干炒；炒到不
黏为止）

洋葱

豌豆

甜椒

土豆

水萝卜

抱子甘蓝

绿皮密生西葫芦

奶制品

白脱牛奶

印度酥油（少量）

咸拉西

低脂或脱脂奶（适量——
每周最多两三次）

甜味剂

蜂蜜

食用油（都应少量）

菜籽油

玉米油

亚麻籽油

芥籽油

红花籽油

葵花籽油

坚果

南瓜籽

葵花籽

调味料

所有调味料，除了盐

水果

苹果

杏

蔓越莓

干果

梨

石榴

注意：在所有多沙中，卡法体质者，以及任何有卡法失衡问题的人（外在表现为超重），是最需要小心水果的。甜味会令体内的卡法能量增多，对那些想减重的卡法体质者尤为不利。他们的水果摄入量应限制在每日一或两份。

为避免加重卡法，要远离：

- 大量食物，尤其是在晚上
- 难消化的食物
- 冷食
- 含水太多的食物
- 甜、酸和咸口的食物
- 冷饮

卡法体质者应避食：

谷物
非陈年的谷物
小麦

豆类
豆腐（但对卡法体质者来说，
　豆腐还是比肉类要好）

蔬菜
牛油果
红薯
木薯

山药

奶制品
黄油
芝士
奶油
大量印度酥油
冰激凌
酸奶油
全脂奶
酸奶

甜味剂	**水果**
所有蔗糖制品	香蕉
	椰子
食用油	芒果
日摄入量超过一茶匙的任	甜瓜
何食用油	柑橘
	菠萝
坚果	李子
所有树坚果	
	肉类
调味料	卡法体质消化迟缓、容易
盐	长胖，应避食一切肉类

卡法体质者的膳食示例：

早餐	你若不饿，就不用吃早餐，或者只喝一些草药茶即可。你若饿了，可以吃点干果、炖苹果或小米粥。
午餐	用咖喱粉与少许油干煎蔬菜。加入洋葱、大蒜、甜椒、黑胡椒，再加一点点喜马拉雅岩盐——不要太多！从前面对卡法体质者有益的食物中任选谷物和 / 或豆类加入。
点心	卡法体质者最好别吃点心，若真需要吃，可以吃一些南瓜籽或无盐爆米花。
晚餐	卡法体质者通常不需要吃晚餐，不过，你若会饿，可提早吃一碗蔬菜或喝一碗小扁豆汤充饥。对大多数卡法体质者来说，晚上 7 点后的消化率为零，因此晚吃会令他们格外难受。

保持卡法平衡所需的生活方式：

- **动起来！** 卡法体质者非常享受轻松坐着的状态，因此需要有持续的刺激，否则可能什么事都不太做。

- **不要睡得过多**。卡法体质者恢复状态所需的睡眠时长是所有多沙中最短的，但他们很容易睡过量。他们通常每晚只需睡七个小时或更短时间，因此可以也应该在早上六点醒来。
- **按摩深层组织**。这对卡法体质者大有裨益，他们体内一切系统的运转速度都很慢，消化系统与淋巴系统也不例外，因此需要额外的刺激。
- **放手**。尽管卡法体质者性格平和，崇尚顺其自然的生活理念，但在失衡时也会产生强烈的独占欲，并且过度节俭。他们会很执着，不愿意放手，或不允许改变。他们会有囤积的倾向。做一些有助于放下执着的意识训练对他们很有好处。记住，任何事都是一时的，生活并非一池死水，而是川流不息的——这是件好事，尽管有时会令卡法体质者感到难以接受。

你的主导多沙若有两种或三种该怎么办？

大多数人的主导多沙都不止一种。你若是瓦塔 – 皮塔混合体质、瓦塔 – 卡法混合体质或皮塔 – 卡法混合体质，那要如何判断自己该平衡的是哪种多沙，该吃的是哪些食物，该培养的是哪些个性？首先，与这两种主导多沙相关的章节内容必须要看。它们二者的信息你都需要。

接下来，努力平衡目前最不平衡的多沙。你是有办法知道它们中哪一个最不平衡的：观察多沙相关特征中哪些恶化得最厉害。

比如，若一个皮塔－瓦塔体质者感觉炎热、暴躁或对他人过于苛刻，那就应该专注于平衡皮塔，但当此人感到焦虑、紧张、不安或不踏实时（比如在旅途中或在经前综合征期间），就应该专注于平衡瓦塔。再举个例子，一个瓦塔－卡法体质者在旅途中，或在感到焦虑时，应该专注于平衡瓦塔，但在感到无精打采、懒惰或缺乏动力时，或体重增加时，就应该转而平衡卡法。再来一个例子，对卡法－皮塔体质者来说，若要阻止体重增长，保持充沛精力，则可能需要一直以吃卡法宜吃的食物为主，但若暴躁情绪占了上风，或感觉身体发热，就需要专注于平衡皮塔了。记住，我们每个人的体内都是三类多沙并存，即便是最没有存在感的多沙也有可能突然爆发并引发问题。掌握平衡这三者的方式是很有好处的。

当你觉得体内的所有多沙都十分平衡时，最好根据当前的季节来选择需要重点关注的多沙。夏季要多关注皮塔；秋季和初冬是瓦塔；冬末与春季是卡法。

流行的饮食法与多沙

流行的饮食法五花八门，总是对一些人很有益，对另一些人则不然，个中原因就在多沙。以我诊所的患者为例，有采用原始人饮食法后感觉很好的，也有尝试后感觉一点都不好的。对以皮塔为主导体质的人来说，若遵照原始人饮食法的原则，大量摄入浆果、菠菜、酸性食物和红肉，身体状况可能反而会恶化，但该饮食法中的动物蛋白含量可能有助于瓦塔体质者平稳心绪，感觉踏实。大多数饮食法都可以根据你的体质类型，以及我所提供的食物清单及其他原则大体调整一下，不过，我发现某些饮食法是最适合某类多沙的：

- **瓦塔**：我认为这是唯一适合长期坚持**原始人饮食法**的体质，也是唯一能通过定期、少量摄入动物蛋白受益的体质。瓦塔体质者需要踏实感。他们需要更多的体重，动物蛋白能够帮到他们，至于该饮食法要求吃的所有蔬菜和水果都可以根据瓦塔体质者的特定需求做出调整。讽刺的是，许多瓦塔体质者都觉得自己离不开沙拉，必须得一直吃，但最不适合他们的就是生食饮食法，这种饮食法会令他们的状况严重恶化。

- **皮塔**：皮塔是容易发热的酸性体质，很适合**碱性饮食法**（alkaline diet），该饮食法推荐食用温和、凉性与碱性的食物，比如绿叶蔬菜、黄瓜、芹菜、豌豆、苹果和甜瓜。当然，该体质者往往也很爱吃肉，爱吃十分辛辣的食物，但这些食物若吃得频繁了，会令他们的健康状况大幅下降。皮塔体质者只能适量摄入肉类，因为肉类会令身体发热，谷蛋白的摄入也要格外小心，因为肉类和谷蛋白都会令他们业已过热的肠道发炎。只要消化系统痊愈，皮塔体质者就是三类多沙中最适合偶尔吃一些生食的，比如在中午吃顿沙拉。

- **卡法**：卡法是三类多沙中唯一真正适合**纯素饮食法**的。易消化、刺激性的食物恰恰能够激励卡法体质者离开沙发，将自己的快乐与智慧更远、更广地传播开去。当然，卡法也是三类多沙中最不可能喜欢纯素饮食法的。卡法体质者嗜食肉类和奶制品，但他们恰恰是天生的纯素食主义者，若能坚持纯素饮食，就能拥有前所未有的舒适感。坚持纯素饮食法的卡法体质者一般非常长寿，因为他们天生就很强健。在三类多沙中，只有卡法体质者是完全不需要吃任何动物产品的，不过在身体净化与恢复期间需要喝骨汤，这是唯一的例外。易消化的谷物和煮过的蔬菜是最适合卡法体质者的饮食。

你真的需要平衡自己的多沙吗？

如果你能在完成普莱疗法之后继续坚持吃全天然食品，继续巩固已取得的进展，那么你就能更敏锐地感知到自己的身体变化，就能自然而然地改变不良的生活习惯，就能拥有非常舒适的感觉。这样的你可能会觉得自己当前的饮食结构很好，没必要再根据自身多沙类型做出调整了。这没问题。本章给出的多沙饮食建议不是必须的，只是为了帮助那些觉得自己尚有问题未解决，需要得到更多帮助的人。你对这些建议的执行需要多严格完全取决于你的肠道智商。只要肠道痊愈，就算你"违反"了这些多沙规则，也不会轻易地感到不适，因为你的阿耆尼足以吸收各种各样的全天然饮食。

不过，我注意到，人们若是能坚持执行保养阶段的步骤，并且每年重做一次普莱疗法净化身体，那么随着时间的推移（通常是三到五年），他们的饮食偏好一般都会自然而然地朝着与他们多沙相符的方向转变，也会随季节的更替而自然地发生变化。换言之，若现在的你觉得按多沙原则来吃太辛苦，或太费时间，那就别做了。这本就不是你必须做的事情。你只需要在这一章做个标记，差不多一年翻看一次就好。或许终有一天你会发现，你正自然而然地朝着这些建议靠拢，至少是季节性地靠拢。

　　别着急。不要强迫自己完成这些改变。等你觉得自己必须做的时候再做。本章只是供你参考，若随着你肠道智商的不断提高，你开始好奇接下来还可以做些什么，这些参考就能派上用场了。这些建议反映的是，你的肠道希望你能根据自己的体质吃对东西。但在听取这些建议之前，你必须先做好执行它们的准备。待你做好准备，你自然就能感觉出、品尝出什么食物适合你，这时候再做食物选择就是一件轻而易举的事情了。

第十章

更多有益终身的阿育吠陀智慧

你已经有了长足的进步。你已经有了重大的进展。你已经完成了很多事情，但在这一刻，你可能仍想更进一步。你若想最大程度地增强健康，提升身体有效获取营养与排出毒素的能力，可用的做法、习惯和干预措施有成百上千种，都可以加入到你的日常生活中去。让你的消化系统恢复工作只是这段旅途的开端而已，下一站要去哪，完全取决于你。

或许，你对自己现在的日常很满意。这很好！只是，我的许多患者到了这一步还会想要更多信息。他们会对曾经听说的信息产生疑问，想知道那些做法是否能帮到自己。我就是出于这个原因才增加了这一章，想与大家分享我所支持的一些健康做法。本章内容都是用来锦上添花的，你或许偶尔会愿意试一试，就像新年到了突然想设定目标，或是春天来了突然想大扫除一样。

本章提到的一些内容你或许不曾听过，它们大多是古人的智慧，尚未被现代化的 21 世纪所采用，但它们都源自阿育吠陀医学，至今仍有效。若是不确定是否有效，或者是未亲身尝试，我是不会写入这一章的。这些建议都能帮你进一步增强恢复力，甚至还能进一步提升你的精力、思维敏捷度与健康水平。你或许不会将本章内容一一尝试，但我希望你至少可以看完，选几种来试一试，看看是否适合自己。

尝试油拔法（oli pulling）与刮舌法（tongue scraping）

最近，整体健康（holistic health）圈子里流行起了油拔法，但它并不是什么新的东西。它是阿育吠陀医学古已有之的一种做法，可以清除口腔内、牙齿间的细菌——若不清理，这些细菌很容易进入血液循环。许多研究证明，口腔细菌有数种进入血液的途径，可以引发或导致严重的健康问题，最值得注意的就是心血管疾病。[1]

油拔法是减少此类细菌的一种自然、非化学方式。[2]油拔法的作用不止于此，它还是一种日常排毒方法。其基本原理是，口腔是双向交换的场所：物质可以进入，也可以出去，就像通过皮肤进出一样。这就是我们会让患者舌下含服一些药物和维生素的原因：这是让物质被立即吸收并进入血液的有效方式。阿育吠陀医学更进了一步，认为舌头与口腔内的所有组织都是体内物质的排出渠道；口腔能够通过唾液腺将物质拔出来，这有助于净化淋巴系统与血液。芝麻油是增强排毒作用的最佳选择，但椰子油也不错。

你可能听过很多稀奇古怪的说法，号称油拔法可以治疗各种各样的健康问题，包括抑郁症与痤疮。坦白说，目前并没有临床证据能证明这一点。不过，在过去的数千年中，诸多奇闻逸事都在佐证着它。我理解，对一些人来说，这还不足以令他们相信油拔法值得一试。我也知道，对于此类疗法，人们往往不是夸大其疗效，就是误解其疗效。请记住一点，在接受阿育吠陀医学的治疗时，你永远不会只做一件事情，油拔法也不例外。你会同时做着好些事情，这些事组合在一起，会对你的身体产生累加作用。若你的痤疮消失了，或者你的抑郁症减轻了，功臣不是油拔法，而是包括油拔法在内的诸多干预措施的累加作用。改善口腔卫生是油拔法的最直接影响，但你正在做的所有事情环环相扣，会给你带来系统性的影响。

不过，我相信，油拔法的作用一如阿育吠陀医学所言：它是一种温和、简单的排毒方法，能帮口腔组织与整个身体排出毒素，排毒出口就是口腔。任何温和的排毒方法，你若只做一次，效果往往微乎其微，但若能每天坚持，一段时间后就能产生显著疗效。

你在油拔后所吐出的油应该是白色的泡沫状，这才代表你做对了。不要只是将油含在口中。要快速搅动！不要停。待油吐出后，你的舌头上可能会出现一层厚厚的舌苔，这是你做对了的另一标志。等你漱完口，可能会想用刮舌器清洁舌头。（我马上就会告诉你该怎么操作。）

油拔和刮舌不用每天做，但无论何种阿育吠陀疗法，规律都是至关重要的。（我会在不出差且日程安排正常时做，会把它们作为规律日常的一部分。）刚开始你可能感觉很怪异——若不习惯，就会觉得油在口腔里的质感很奇怪。你若不喜欢，可以先尝试一周做三次。若能每天坚持当然更好，但一周三次也能有显著疗效。你不需要全神贯注地去做这件事。做就好了。我通常是一边沐浴一边做。沐浴结束出来，就吐掉油，刮舌，然后刷牙。在口腔里搅动它时并不需要你坐着不动，那是浪费时间。你可以做些其他事情，最后把油吐掉就好。

你若有口腔卫生问题，比如口臭、牙龈炎或牙龈萎缩，我强烈建议你每天油拔一次。我曾经仅凭油拔法就为一些患者治好了原本需要花费数千美元才能治好的口腔问题。他们一般在治好了牙龈问题后，还会想继续坚持油拔，因为他们不希望曾经的问题再度出现。而且，油拔能给你的口腔带来仅靠刷牙无法带来的干净感，待你习惯了油拔，一旦停止不做，就会觉得口腔不干净。

油拔法操作指南

油拔法的操作很简单。你唯一需要的就是一到两汤匙的芝麻油。你若讨厌芝麻油，也可以用葵花籽油或微微温热的椰子油（这是为了让椰子油液化，不过也不是必须做的，你也可以选择让椰子油在口腔内液化）。对大多数人来说，芝麻油的效果最好。

让油在口腔内搅动，要用力吮吸，让油穿过齿间缝隙，最多持续20分钟。这些油是在为你拔出身体毒素，千万不要吞咽。你可能需要先从一两分钟开始，待习惯之后，再逐步延长油在口腔内的停留时间。结束后，把油吐掉，刮舌，然后刷牙。

刮舌法

你可以用牙刷刮舌，但研究显示，刮舌器会有效得多，牙刷只能减少你舌头上45%的挥发性含硫化合物，刮舌器却能减少75%。[3]大多数人的舌苔都是浅色的，但你去看看小孩的舌头，或任何消化能力强的人的舌头。他们也会有一点舌苔，延伸向舌头后部，但整体看来，他们的舌头是鲜红的或者粉红的。我们年龄的增长、阿马的堆积，都会反映在自己的舌头上。

刮舌法所需的只是一个刮舌器和几分钟的时间。你在大多数的药店和折扣店都能买到刮舌器，健康食品店与网店也能找到。伸出舌头，将刮舌器放到舌头后部，能放多靠后就放多靠后。力度轻柔地从后向舌尖刮，每刮一次，就清洗一次刮舌器，然后再刮，直到舌头上看不见舌苔为止。尽量每天做，顺序是在油拔之后、刷牙之前。刚开始刮舌时，大多数人都会因刮下来的残留物量之多而感到震惊，不过，当你开始更频繁、更规律地清洁舌头后，舌苔就会逐渐减少。

不要使用微波炉

这在你听来可能很极端，是的，它就是极端：你得把自己的微波炉扔掉。没跟你开玩笑！这听上去简直是天方夜谭——没有微波炉，你要如何热茶，如何加热剩菜剩饭，如何吃昨天的披萨？——但请听我说完。我有一些充分的理由可以说明，微波加热可能有害你的健康。我家已经十年不曾出现过微波炉了，以后也绝不会有。原因如下：

- 若有了微波炉，你吃加工食品的可能性就会增加，而加工食品中充满了"自然界中本不存在的"化学物质，比如防腐剂、着色剂和精加工的食品。若你常吃冷冻的微波食品，扔掉微波炉就能增加你走进厨房烹饪真正食物的可能性。在我看来，光是这一个理由就足以说服我们停止对微波炉的狂热了。
- 微波加热会助长一个观念：食物就应该是方便的，你应该尽快准备好食物，并尽快吃掉它们。你若是两分钟做好一顿饭，三分钟吃完这顿饭，消化能力将很难跟得上你。要想更好地消化食物，你就需要花时间好好完成每一个步骤——洗菜、切菜、烹饪、观察、嗅闻、品尝、调味、上菜、坐下和用餐。这样你的身体才有机会为迎接食物做好准备（嗅闻和品尝可以让身体提前释放出消化这些食物所需的所有酶），你才更有可能充分地咀嚼食物，更密切地关注你正在吃的东西，以及更享受这整个过程。这样也会更有饱腹感，让你吃得更少，[4]或者至少不会吃得过多，令消化系统过度劳累。

- 最后，我们来讨论一下最具争议的观点：微波加热会改变食物的分子组成，降低其营养性，甚至会令其产生毒性。科学文献尚未完全认可这一观点，但有证据显示，微波加热确实能让食物出现常规烹饪法下不会出现的变化。比如，有一项研究证明，微波加热蛋白液时，蛋白质的变性速度远高于环境加热（ambient heating）时的变性速度。[5]其他研究还显示，微波加热会给食物中，尤其是蔬菜中的维生素、矿物质、抗氧化物及其他植物化学物质带来复杂的影响。我们是如何理解这一切的呢？现代科学尚未找到真正的答案，因此，暂时的答案是：微波加热是安全的。

阿育吠陀医学有不同的回答。大多数人都认同，微波食物的味道*不同于*用炉子或烤箱烹饪的食物味道。它会改变食物的质地，比如，改变披萨饼酥皮的质地，或改变你从餐馆打包回来的半块三明治中面包的质地。大米会变干。意大利面会变黏。蔬菜会干瘪萎缩。当然，有人会说，这都是因为人们对微波炉使用不当。但是，很多人都不知道怎么做才能最充分地利用微波炉。与此同时，还有一个问题，你从那个魔法盒子里取出来的食物究竟经历了什么？阿育吠陀医学认为，食物是有生命的，但在我们从分子层面改变它们后，它们就会变成"自然界中本不存在的"新事物，而我们的身体不一定知道该如何处理这些新事物。这可能会阻碍消化，对于任何有碍消化的东西，我们都应避食。基于这个原因，我认为，即便科学还未能证明这一点，也应禁止使用微波炉。当然，你可能还想看到更多证据。

用土豆做个实验吧，一个放入微波炉，一个放入烤箱。做好后同时品尝，看看你是否能发现差异。我还为自己的患者提供过另一个实验方式，实验结果肉眼可见：将一片面包放进烤面包机，另一片放进微波炉。烤出来的面包又香又脆。而微波加热的面包就像橡胶，冷却后会硬得像石头一样。把你的厨房变成实验室吧。若你找不到科学证据，就自己来发现证据吧。

而且，还有什么证据能比你自己身体给出来的更可靠？试试看一个月不吃微波食物，一个月后重新开始吃时，留心自己是什么感觉。届时，你的身体意识应该足以察觉到微波食品对你的影响了。你的味觉会更敏锐，你能更清楚地感知到吃下食物后的身体反应。我敢肯定，你能感觉出差别来。

如今，我若吃到微波食品（通常是在别人家里做客时——他们也是有机食品的坚定支持者，端上来的食物看着也很美味），就会严重胃胀气，感觉很不舒服。作为一个科学家，我当然得知道是哪里出了问题，因此我有时会问对方，"这些食物里有用微波炉做的吗？"果然，我总能听到"有"这个答案。

我听过很多支持使用微波炉的理由。它更快！（真的吗？用炉子或电热水壶加热水的速度并不比用微波炉慢多少啊。用烤箱加热披萨饼和用微波炉加热一样快啊。）它更方便。它更干净。它所需的餐具更少。但我认为，这些都不值得你为此付出健康的代价。微波加热已经成为一种文化习惯，不过，一旦你习惯了不使用它，也不会再想念它。

尝试灌肠

灌肠在阿育吠陀医学中被称为**巴斯悌**（*bastis*）[1]，是帕奇卡玛（我稍后会给你介绍）等净化疗法中古已有之且十分重要的组成部分。巴斯悌之所以如此重要，是因为结肠在处理最终阶段的毒素方面发挥着重要作用。有时，毒素等会卡在结肠处，巴斯悌有助于将它们排出体外。

尽管我把消化系统描述成了一条管道，但它显然不是从头到尾完全笔直的。它蜿蜒曲折，褶皱叠着褶皱。显微镜下观察，甚至褶皱之中还有褶皱。这些褶皱有利于蠕动——肌肉能让它们像手风琴一样运动起来，推着食物通过消化道。然而，这种结构的缺点是，食物、宿便和细菌可能会卡在所有这些褶皱中。这可能引发一些非常明显的症状，比如中毒性巨结肠，患有这种疾病的人会严重便秘，过度堆积的废物几乎能将结肠撑开到极限，细菌量也会达到危及生命的程度。然而，废物移动速度的缓慢与堆积也会引发一些不那么明显的症状，这些症状也不只是会令你不舒服而已。若有害细菌的排出速度不够快，开始在结肠中堆积，那

---

[1] bastis 为复数，也是其常见形态，单数为 basti，故音译为巴斯悌。

么毒性虽然较浅，存在的时间却会更长。

灌肠可以净化结肠的下半段。灌洗结肠一般应交由专业人士来操作，他们清洁得作用最彻底，也就是说排毒效果最好，但刺激性也最大。在某些圈子里，各种灌肠方法已经成为很受欢迎的健康保养方式，但阿育吠陀式灌肠有其独特之处：首先，用叶绿素等物质或其他草药来净化和滋养结肠，然后一般会（在第二天或当天晚上）用油来灌肠，重新润滑结肠，帮助溶解一些不溶于水的亲脂性（喜欢脂肪的）毒素。千万不要只做水灌肠，若选择了水灌肠，就必须跟着再做一次油灌肠，只有水的话，就会带走肠道内的水分与有益细菌。肠道是湿润的，需要用脂肪和黏液来保持润滑，才能留住有益细菌。它本来就不应该是一尘不染的。

我建议一个月做两次灌肠（有益于那些排毒非常困难的人），不过女性千万要避开经期。对于那些没有排毒困难的人，一个月一次就已足够。对于需要更频繁灌肠的患者，阿育吠陀医学有专门的净化方案，但都需要在监督下进行。

你可能觉得灌肠很恶心。你或许会想，"我绝对不可能做这种事！"当我的阿育吠陀医师第一次让我灌肠时，我也是一样的感觉。后来，随着出差越来越多，身体越来越难受，我终于下定决心要试一试。一个月做一次灌肠的感觉太出乎我的意料了，太舒服了。我感觉它真的焕发了我整个系统的活力，包括淋巴系统。它为我缓解了经前不适，减轻了炎症，甚至改善了我的情绪。（灌肠会刺激到迷走神经，如你所知，迷走神经与大脑相连。灌肠还能大量去除会令你感到不适的细菌。）此外，叶绿素灌肠对任何有皮肤问题的人来说都是天赐的助力。我建议有皮肤问题的人每月做两次叶绿素灌肠，时间要么在普莱疗法期间，要么在普莱疗法之后，直到皮肤状况恢复正常。

若每月一次对你来说还是太多，我建议你至少要保证一年两次，在春季和秋季，用来净化身体。我的许多患者都万万想不到自己会有接受灌肠的一天，尤其是男性，但在灌肠后，他们都有反馈说，尽管不愿意承认，但灌肠后的感觉确实棒极了。最不舒服的通常都是第一次，因为会引起初始的排毒反应。你可能会一连好几天都觉得不舒服，但不要被这种感觉吓退。坚持下去，你只会越来越舒服，刚开始的不适感恰恰证明了你特别需要这一干预措施。

下面是叶绿素灌肠与油灌肠的操作说明，油灌肠要在叶绿素灌肠之后。

如何进行叶绿素灌肠

必需品：
- 一次性的灌肠袋（亚马逊有售）
- 世界有机（World Organic）品牌的有机液体叶绿素（Organic Liquid Chlorophyll）（同样亚马逊有售）

准备工作：
- 加热三杯过滤水。水应该加热至略高于室温，触感舒适。若水温过高，要等它冷却至适宜温度。
- 向温热水中加入三汤匙液体叶绿素。
- 拿出一到两粒益生菌胶囊，将胶囊中的粉末倒入温热水中搅拌。（这一步是可选项，但很有益处；胶囊可任选，唯一的要求是，所含益生菌数量至少为 10 亿个——我更喜欢选购放在商店冷藏区的益生菌，我认为在这种环境下，益生菌完好无损的可能性更大。）

一般性操作指南：

- 在将混合物倒入灌肠袋时，应该关闭灌肠管上的调节阀。
- 右侧卧，将灌肠管插入直肠，深度为三到四英寸（约合 7.6 到 10.2 厘米）。若该管子没有预先润滑，你可以用些椰子油或芝麻油来润滑它。
- 打开调节阀，让灌肠液进入直肠。
- 在灌肠液进入体内后，应先关闭调节阀，再将管子从直肠中拔出——这能防止灌肠管渗漏。
- 尽量让灌肠液在体内停留五到十分钟。有时，你需要先注入少量（大概一杯的量）灌肠液，让粪便排空。然后再将剩余的灌肠液注入，让它们在体内停留五到十分钟。若后者让你觉得很不舒服，那就到排空粪便这一步为止。灌肠液在体内的停留时间最多五到十分钟。我不建议超过这一时限。

后续的油灌肠：

- 做完叶绿素灌肠后的当天晚上或第二天，将一到两杯有机的熟芝麻油加热至略高于室温。若想使用与自己多沙相匹配的油灌肠液，我推荐瓦塔体质者与卡法体质者使用芝麻油，皮塔体质者使用一杯椰子油加一杯芝麻油。
- 芝麻油的熟化方法是，在油中滴一滴水，加热至水滴"砰砰直响"。待油冷却后，即可存放备用。

- 油灌肠液的使用方法与叶绿素灌肠液相同。你可能需要使用护垫，因为油灌肠后的这一天里，肛门处可能会有些微渗油，这种情况可能出现在白天，也可能出现在晚上。

注意：再次提醒，女性千万不要在经期那一周灌肠。

间歇性禁食——仅限适合你时使用

禁食是个时髦的概念，尤其是最近冒出来的间歇性禁食。禁食是个统称，指在一定时间内不吃东西，从几个小时到几周不等，期间或可饮用一些液体补充剂。有时，禁食也指不摄入特定的东西，比如糖、肉类或酒精，但这并非专业定义。间歇性禁食是一类更具周期性的禁食法。阿育吠陀医学建议，为了身体健康，每个人的晚餐与第二天的早餐都应间隔 12 小时，且在这 12 小时内不应吃任何东西。相比之下，间歇性禁食的强度更大。间歇性禁食的方法有很多，比如 16 个小时不吃东西。举个例子，你若是在下午 6 点吃完晚餐，那么早餐就应该是在第二天早上的 10 点。对另一些人来说，间歇性禁食意味着每周禁食一天，或者每月禁食一个周末，再或者每年禁食一周。禁食背后的理念是：禁食可以将身体从消化中解放出来，让身体专注于自我疗愈。这种方法在某些情况下，对某些人来说，是有效的。但对另一些人来说，无论什么时候，都是个坏主意。

你该如何判断禁食是否适合自己呢？首先，我想澄清一件事：

禁食，尤其是间歇性禁食，是一项进阶版的技巧。大多数人并不需要禁食，尤其是正在接受普莱疗法，并基于自身独特体质（多沙）食用全天然食品的人。若你不想禁食，那就别禁食。

不过，对一些人来说，尽管他们在排毒方面已经大有进展，但仍想要进一步微调自己的身心。在开始禁食前，你必须先开启自己的排毒通路，并充分补足身体营养，否则，限制卡路里摄入量的这一做法就无法发挥任何排毒作用，只会令你精疲力竭。若你的身体已能高效排毒，但你仍想尝试禁食，那也不妨一试，说不定能对你大有益处。不过，我希望你能明白，禁食更多是一种精神壮举而非身体壮举。禁食期间的情绪会十分强烈，这可能会出乎很多人的意料。事先有个心理准备对你的禁食会有帮助。

即便你想要禁食，但它真的适合你吗？在做出该决定之前，你必须先考虑一下自己的主导多沙。

瓦塔：大多数时候，禁食都不适合瓦塔体质者。若你真的想禁食，那就只在春天进行吧，因为春天天气会越来越暖和。在此期间，我建议你的禁食频率不要超过每周一天，时长不要超过四周。在禁食的这一天里，三餐都要喝普莱骨汤或其他温热的汤汁。绝对不要什么东西都不吃。有些瓦塔体质者还喜欢另一种禁食方法，每天少吃一餐，比如晚餐，或者在晚餐时只喝普莱骨汤或其他的汤。这也是一种温和的禁食方法，既能让你获得禁食的好处，也不会过度加重瓦塔能量。任何更激烈的禁食方法都会令瓦塔能量过度增加，都会让你感觉非常恼火、焦虑、紧张或过度活跃，都会令你吸收营养物质的能力全面停摆，这样下去，你很快就会营养不良。即便你很享受这种亢奋的状态，但你的身体和精神会备受压力。保持镇定更为重要。对你来说，每天冥想是远比禁食更有价值的事。

皮塔：皮塔体质者可以禁食，但他们胃口很大，一般不爱禁食。不过，对那些爱暴饮暴食的皮塔体质者来说，偶尔禁食有助于防止他们身体状况的失控。皮塔体质者唯一需要注意的是，禁食会令消化之火（*阿耆尼*）旺盛得有一点过头。若你开始产生发热、恼火和暴躁的感觉，那也许是时候立刻停止禁食了。皮塔体质者只需每月禁食一次，作为定期的健康保养，但千万不能尝试只喝水的禁食方法。对他们来说，最好的禁食方法就是每周禁食一天，至于持续多长时间就看他们自己的意愿了。不过，若要长期禁食（连续超过四周），就只能不吃早餐和晚餐，午餐必须得吃点东西。另外，对于每周禁食一天的皮塔体质者来说，一个十分不错的选择是，在禁食当天，早餐只喝纯液体蔬菜汁，午餐和晚餐只喝普莱骨汤。一般来说，皮塔体质者是必须吃午餐的，哪怕只是喝一点普莱骨汤。

卡法：这类多沙就是为禁食而生。卡法体质者可以很舒服地坚持长期禁食，这种做法也对他们的生理机能大有好处。再者说，若坚持健康饮食，他们的食量是会自然下降的。真正会让他们陷入麻烦的是他们的嗜食欲望。卡法体质者也是最不容易因禁食而感到恼火的一类人。只是，他们通常不爱听别人说他们擅长禁食，因为在情感上，他们往往是最离不开食物的。不过，只要能打破成瘾循环（完成普莱疗法），禁食对他们而言就轻而易举了。

禁食对卡法体质者格外有益的原因在于，它能增加线粒体的数量，增强细胞色素 P450 酶系的表达。线粒体是细胞中的能量制造者，细胞色素 P450 酶系对排毒至关重要。卡法体质者体内的毒素和脂肪是所有多沙中最顽固的，而且在失衡时容易能量低下，因此格外能从禁食中获益。禁食期间，他们的整个系统都能运转得更为高效。每周一天（24个小时整）的禁食，无论是只能喝水，还是只能吃全流食，他们都能轻易做到。禁食对他们而言很简单——但要记住，他们必须先消除自己的食物成瘾，消除自己对食物的强烈情感依赖。

你可能会很享受禁食的效果。但在开始禁食前，务必确保你的消化功能高效运转，身体营养十分充足。要把好的习惯坚持下去。若你有在考虑禁食，请千万记住下面这一点——它的重要性是我再怎么强调都不为过的：

你若是生活习惯不健康，正想要回归正轨，那么禁食不适合你。只有在你养成了健康的生活习惯，并且能够有效排毒后，禁食才能发挥作用，才能给你带去积极的，而非消极的影响。

还要记住，虽然间歇性禁食对健康有益，但长时间卡路里摄入严重不足，是会令身体严重受损的，你若是以瓦塔和皮塔为主导体质的人，就更要小心了。食物拥有治愈力。吃是件好事！

沉迷于帕奇卡玛疗法

我认为每个人的愿望清单上都应该有帕奇卡玛疗法，每一家医疗保险公司都应该为其承保。帕奇卡玛疗法是一种季节性的净化疗法，需要患者亲自前往帕奇卡玛治疗中心。治疗中心能根据你的具体情况提供相应的咨询，提供阿育吠陀医学诊断与处方，提供各种疗法，包括瑜伽、呼吸练习、饮食建议、草药处方、阿比扬噶按摩（*abhyanga*，传统阿育吠陀按摩）、希罗哈纳疗法（*shirodhara*，将温热的油倒在你的前额上，具有显著的镇静与放松效果）、那斯亚疗法（*nasya*，将油灌入鼻腔）和巴斯悌法（草药灌肠术），通常还会有许多其他的疗法。

帕奇卡玛疗法一般会持续 3 到 21 天，甚至更久，这取决于个人健康状况。我曾经将该疗法介绍给一些患者，他们都获得了惊人的疗效。这些患者都患有慢性神经系统疾病，比如肌萎缩侧索硬化症（amyotrophic lateral sclerosis，ALS）、多发性硬化症和帕金森病。我每年都会做帕奇卡玛疗法，已经坚持了十多年，有时甚至会去印度接受真正的深度治疗，它彻底改变了我变老的方式。我强烈推荐它。它也是令人愉悦的——就像水疗一样。

帕奇卡玛疗法可以为你带来诸多益处。它能让你放松，能增加你肌肤的光泽，甚至还被证明能有效改善健康，提升幸福感。比如，在结束帕奇卡玛疗法后的三个月内，人们改变自我行为的能力会有所增强。[6] 还有研究发现，帕奇卡玛疗法能够降低心血管疾病的发病风险。[7] 我特别喜欢帕奇卡玛疗法，因为它能比普莱疗法更深地进入脂溶性毒素，排出这些毒素的效率也是我所知所有干预手段中最高的。有一项研究，研究人员让实验对象接受了五天的帕奇卡玛疗法，并在治疗前后分别检测了他们血液中的多氯联苯（polychlorinated biphenyl，PCB）与 β - 六氯环己烷（beta-hexachlorocyclohexane，Beta-HCH）水平。多氯联苯毒性强，是人造化学品，已证明对健康有害，比如会引发癌症；β - 六氯环己烷是生产杀虫剂的副产品。通常，五天时间只够人体将这些毒素减少 1%。这些脂溶性毒素是最难清除的，也是人体内最危险的毒素之一。用了帕奇卡玛疗法，短短几天内，这些毒素就能减少46% 到 48%。[8] 帕奇卡玛疗法不仅可以在如此短的时间内如此大幅度地减少人体内的脂溶性毒素，还不会产生任何副作用，目前科学尚未发现具有同等功效的其他排毒方法。

当然，去印度疗养身体并不符合每个人的预算或性格。幸运的是，美国已经出现了越来越多的优质帕奇卡玛项目，且能满足不同的时长需求。我希望你能深入了解它，认真考虑它。它已经为我的许多患者带去了深远影响，对极其难治的病症也有强大疗效。帕奇卡玛疗法是最为强大的疗愈与排毒方法之一，能给你最深层的滋养、最精心的呵护。

如果你对去印度接受帕奇卡玛疗法感兴趣，我唯一要提醒你的是，当心"为游客专设的帕奇卡玛项目"。在印度，大多数正宗的帕奇卡玛疗法都不在高档酒店里。专为游客打造的地方通常只能提供比较浅表的治疗，虽然也能给你愉快的体验，帮你释放压力，但无法提供正宗疗法所具备的深层排毒功效。正宗的才能真正改变你的生活，还能给你一个不错的奖励——许多人在结束帕奇卡玛疗法时，都轻了 10 到 20 磅（约合 4.5 到 9.1 公斤）。

继续普莱疗法

普莱疗法终于要结束了。你可能已经完成了这一次的疗程，但我希望你不要将普莱疗法彻底抛诸脑后。其实，你可以将普莱疗法融入你今后的生活，我也希望你能这么做。我对你的期望是：去做一切你力之所及的事。对于你所学到的这些习惯，不必每天坚持，也不必每一个都做到，不过，你若能将自己喜欢的，或认为对你真正有效的干预方式坚持下去，每周至少做五天，那么你一定能继续进步。

排毒是个会持续一生的过程，但健康可以是你从现在开始一直到晚年的一种生活状态。注意你的身体。留心你的生活方式及其对你的影响。当你吃不同的东西、做不同的事情，甚至只是有不同的思考时，你的身体与精神会经历些什么？普莱疗法是结束了，但你对自己的感知会持续一生，你对自己的滋养永远不应停止。

最重要的是，请记住，健康有着不同的维度，它就像钻石一样，每一面都具有璀璨夺目的潜力。拥有健康，你才能完全清醒且投入地生活。生活复杂至极，阿育吠陀医学是关于生活的科学。请你将自己的生活变成学习的源泉、激情的源泉、终极动力的源泉。普莱疗法的目的是帮你做好迎接生活的准备，但并不仅止于此。待你利用普莱疗法重获健康之后，真正激动人心的部分才会拉开序幕：拥有健康的人生，弄清自己能走多远，能做多少，能多大程度做回真正的自己。

这就是生活。这就是关于你生活的科学。它能激发你强烈的欲望：活出自己最棒的样子。通过普莱疗法，你能够重新建立大脑与身体之间的连接，这能帮你判断什么对你有益，什么对你有害，让你拥有足够的意识与智慧去面对风云变幻的人生。你能成为最了解自己的专家。没人能比你更懂你的身体。你所要做的只是看清它的需求，摆脱曾经左右你行动的生物化学枷锁。到此，恭喜你完成普莱疗法，让一切重归正轨。

注释

- 第一章：你的顺序反了

1. Agriculture Fact Book, Chapter 2, "Profiling Food Consumption in America": http://www.usda.gov/factbook/chapter2.pdf.

2. Yang Q, Zhang Z, Flanders WD, Merritt R, Hu FB. Added sugar intake and cardiovascular diseases mortality among US adults. *JAMA Intern Med.* 2014; 174 (4): 516–24.

3. Malik VS, Schulze MB, Hu FB. Intake of sugar-sweetened beverages and weight gain: a systematic review. *Am J Clin Nutr.* 2006 Aug; 84 (2): 274–88.

4. Johnson RJ, Segal MS, Sautin Y, et al. Potential role of sugar (fructose) in the epidemic of hypertension, obesity, and the metabolic syndrome, diabetes, kidney disease, and cardiovascular disease. *Am J Clin Nutr.* 2007 Oct; 86 (4): 899–906.

5. Pereira MA, Kartashov Al, Ebbeling CB, et al. Fast- food habits, weight gain, and insulin resistance (the CARDIA study): 15-year prospective analysis. *Lancet.* 2005; 366 (9464): 1030.

- 第二章：非比寻常的排毒法

1. Creamer B, Shorter RG, Bamforth J. The turnover and shedding of epithelia cells, Part I: The turnover in the gastro-intestinal tract. *Gut.* 1961: 2, 110.

2. "Background on Chemicals and Waste", United Nations Environment Programme: http://www.unep.org/chemicalsandwaste/Introduction/

BackgroundonChemicalsandWaste/tabid/1059847/ Default.aspx.

3. "Body Burden: The Pollution in Newborns", The Environmental Working Group, July 14, 2005: http: //www.ewg.org/research/body-burden-pollution-newborns.

4. Cohen J. Faster environmental testing for new synthetic chemicals and materials. *UC Santa Barbara Current*, Science + Technology section, April 10, 2014: http: //www.news.ucsb.edu/2014/014070/faster-environmental-testing-new-synthetic-chemicals-and-materials.

5. 实时跟踪记录工业有毒化学品排放情况的网站 Worldometers: http: //www.worldometers.info/view/toxchem/。

6. Moreira MA, Andre LC, Cardeal ZL. Analysis of plasticizer migration to meat roasted in plastic bags by SPME- GC/MS. *Food Chem.* 2015; 178: 195–200.

7. Lim JS, Lee DH, Park JY, Jin SH, Jacobs DR Jr. A strong interaction between serum gamma-glutamyltransferase and obesity on the risk of prevalent type 2 diabetes: results from the Third National Health and Nutrition Examination Survey. *Clin Chem.* 2007; 53（6）: 1092–109.

8. Brown RJ, DeBanate MA, Rother KI. Artificial sweeteners: a systematic review of metabolic effects in youth. *Int J Pediatr Obes.* 2010; 5（4）: 305–12.

9. Suez J, Korem T, Zeevi D, et al. Artificial sweeteners induce glucose intolerance by altering the gut microbiota. *Nature: International Weekly Journal of Science.* 2014; 514: 181–6.

● 第三章：神经适应、食物成瘾与你的大脑

1. Barry D, Clarke M, Petry N. Obesity and its relationship to addictions: is overeating a form of addictive behavior? *Am J Addict.* 2009: 18（6）: 439–51.

● 第四章：重要的不是你吃了什么，而是你消化了什么

1. "The Sensitive Gut",《哈佛医学院特别健康报告》(Harvard Medical School Special Health Report)，专家顾问为医学博士劳伦斯·S. 弗里德曼（Lawrence

S. Friedman），2012 年。

2. Alcock J，Maley，CC，Atktipis CA. Is eating behavior manipulated by the gastrointestinal microbiota? Evolutionary pressures and potential mechanisms. *Bioessays*. 2014 Oct；36（10）：940–9.

3. Dutta G，Zhang P，Liu B. The lipopolysaccharide Parkinson's disease animal model：mechanistic studies and drug recovery. *Fundam Clin Pharmacol*. 2008 Oct；22（5）：453–64.

4. 美国医疗健康信息平台（WebMD）上刊载的一篇文章，探讨了肠漏综合征的医疗状况：http：//www.webmd.com/digestive-disorders/features/leaky-gut-syndrome。

5. Fasano A. Zonulin and its regulation of intestinal barrier function：the biological door to inflammation，autoimmunity，and cancer. *Physiol Rev*. 2011 Jan；91（1）：151–75.

6. Fasano A，Shea-Donohue T. Mechanisms of disease：the role of intestinal barrier function in the pathogenesis of gastrointestinal autoimmune diseases. *Nat Clin Pract Gastroenterol Hepatol*. 2005：2，416–22.

7. Ch'ng CL，Jones MK，Kingham JGC. Celiac disease and autoimmune thyroid disease. *Clin Med Res*. 2007；5（3）：184–92.

8. Visser J，Rozing J，Sapone A，Lammers K，Fasano A. Tight junctions，intestinal permeability，and autoimmunity celiac disease and type 1 diabetes paradigms. *Ann N Y Acad Sci*. 2009；1165：195–205.

9. 美国自身免疫相关疾病协会（American Autoimmune Related Diseases Association，Inc.）的自身免疫统计数据：http：//www.aarda.org/autoimmune-information/autoimmune-statistics/。

10. Cyrex Laboratories，http：//www.cyrexlabs.com.

- 第五章：脑漏：认识肠脑关联

1. Camilleri M. Serotonin in the gastrointestinal tract. *Curr Opin Endocrinol*

Diabetes Obes. 2009; 16（1）: 53–9.

2. Corcoran C, Thomas P, O'Keane V. Vagus nerve stimulation in chronic treatment-resistant depression. *Brit J Psychiat.* 2006; 189: 282–3.

3. Alcock J, Maley CC, Aktipis CA. Is eating behavior manipulated by the gastrointestinal microbiota? Evolutionary pressures and potential mechanisms. *Bioessays.* 2014; 36（10）: 940–9.

4. Collins SM, Surette M, Bercik P. The interplay between the intestinal microbiota and the brain. *Nat Rev Microbiol.* 2012 Nov; 10（11）: 735–42.

5. Braak H, Rub U, Gai WP, Del Tredici K. Idiopathic Parkinson's disease: possible routes by which vulnerable neuronal types may be subject to neuroinvasion by an unknown pathogen. *J Neural Transm.* 2003; 110（5）: 517–36.

6. Del Tredici K, Rub U, De Vos R, Bohl J, Braak H. Where does Parkinson's disease pathology begin in the brain? *J Neuropath Exp Neur.* 2002 May: 61(5): 413–26.

7. Holmqvist S, Chutna O, Bousset L, et al. Direct evidence of Parkinson pathology spread from the gastrointestinal tract to the brain in rats. *Acta Neuropathol.* 2014; 128（6）: 805–20.

8. Van Oudenhove L, McKie S, Lassman D, et al. Fatty acid-induced gut-brain signaling attenuates neural and behavioral effects of sad emotion in humans. *J Clin Invest.* 2011; 121（8）: 3094–9.

9. Prat A, Biernacki K, Wosik K, Antel JP. Glial influence on the human blood-brain barrier. *Glia.* 2001; 36（2）: 145–55.

10. Ruhl A. Glial cells in the gut. *Neurogastroent Motil.* 2005; 17（6）: 777–90.

11. Savidge TC, Newman P, Pothoulakis C, et al. Enteric glia regulate intestinal barrier function and inflammation via release of S-nitrosoglutathione. *Gastroenterology.* 2007 Apr; 132（4）: 1344–58.

12. Louveau A, Smirnov I, Keyes TJ, Eccles JD, Rouhani SJ, Peske JD, Derecki NC, Castle D, Mandell JW, Lee KS, Harris TH, Kipnis J. Structural

and functional features of central nervous system lymphatic vessels. *Nature* 2015 July 16；523（7560）：337–41.

13. "The'Omics'Revolution：The Gut Microbiome"，这是功能医学研究院的一个视频：https：//vimeo.com/118612677?utm_source=AIC+Email+%233&utm_campaign=Aic+email+3+nonregistered&utm_medium=email。

14. Lyte M. Microbial endocrinology in the microbiome-gut-brain axis：How bacterial production and utilization of neurochemicals influence behavior. *PLoS Pathog.* 2013；9（11）．

15. Alcock J，Maley CC，Aktipis CA. Is eating behavior manipulated by the gastrointestinal microbiota? Evolutionary pressures and potential mechanisms. *Bioessays.* 2014 Oct；36（10）940–9.

16. Bercik P，Denou E，Collins J，et al. The intestinal microbiota affect central levels of brain-derived neurotropic factor and behavior in mice. *Gastroenterology.* 2011 Aug；14（2）：599–609.

17. Rapid and unexpected weight gain after fecal transplant，*ScienceDaily*，February 4，2015：http：//www.sciencedaily.com/releases/2015/02/150204125810.htm.

18. Bredesen DE. Reversal of cognitive decline：a novel therapeutic program. *Aging*（*Albany NY*）. 2014 Sep；6（9）：707–17.

- 第六章：四大阶段

第一阶段：激活生物化学转变

1. Agah S，Mehdi Taleb A，Moeini R，Girji N，Nikbakht H. Cumin extract for symptom control in patients with irritable bowel syndrome：a case series. *Middle East J Dig Dis.* 2013 Oct；5（4）：217–22.

2. Nair V，Singh S，Gupta YK. Evaluation of disease modifying activity of *Coriandrum sativum* in experimental models. *Indian J Med Res.* 2012；135；240–5.

3. Beliga MS，Dsouza JJ. Amla（*Emblica officinalis* Gaertn.），a wonder berry

in the treatment and prevention of cancer. *Eur J Cancer Prev.* 2011 May; 20
（3）: 225–39; Jose JK, Kuttan G, Kuttan R. Antitumour activity of *Emblica
officinalis. J Ethnopharmacol.* 2001 May; 75（2–3）; 65–69.

4. Akhtar MS, Ramzan A, Ali A, Ahmad M. Effect of Amla fruit（*Emblica
officinalis* Gaertn.）on blood glucose and lipid profile of normal subjects and
type 2 diabetic patients. *Int J Food Sci Nutr.* 2001 Sep; 62（6）: 609–16.

5. Maruthappan V, Sakthi Shree K. Hypolipidemic activity of haritaki（*Terminalia
chebula*）in atherogenic diet induced hyperlipidemic rats. *J Adv Pharm Technol
Res.* 2010 Apr-June; 1（2）: 229–35.

6. Babita Y, Sandhya Rani K, Sulochana B, Mamta S. A perspective study of
haritaki. *Int J Res Ayurveda Pharm.* 2011; 2（5）: 1466–70.

第二阶段：粉碎嗜食欲望（无需意志力！）

1. Andallu B, Radhika B. Hypoglycemic, diuretic and hypocholesterolemic effect
of Winter Cherry（*Withania somnifera*, Dunal）root. *Indian J Exp Biol.* 2000;
38: 607–9.

2. Mishra LC, Singh BB, Dagenais S. Scientific basis for the therapeutic use of
Withania somnifera（ashwaganda）: a review. *Altern Med Rev.* 2000 Aug; 5(4):
334–46.

3. Bhattacharya SK, Muruganandam AV. Adaptogenic activity of *Withania
somnifera*: an experimental study using a rat model of chronic stress.
Pharmacol Biochem Be. 2003; 75（3）: 547–55.

4. Jain S, Shukla SD, Sharma K, Bhatnagar M. Neuroprotective effects of
Withania somnifera Dunn. in hippocampal sub-regions of female albino rat.
Phytother Res. 2001 Sep; 15（6）: 544–8.

5. Roodenrys S, Booth D, Bulzomi S, Phipps A, Micallef C, Smoker
J. Chronic effects of Brahmi（*Bacopa monnieri*）on human memory.
Neuropsychopharmacol. 2002 Aug; 27（2）: 279–81.

6. Rennard BO, Ertl RF, Gossman GL, Robbins RA, Rennard SI. Chicken soup inhibits neutrophil chemotaxis *in vitro*. *Chest*. 2000 Oct; 118（4）: 1150–7.

7. Daniel KT. Why broth is beautiful: essential roles for proline, glycine, and gelatin. Weston A. Price Foundation: http: //www.westona price.org/health-topics/why-broth-is-beautiful-essential-roles-for-proline- glycine-and-gelatin/（这篇文章中有大量的参考文献）.

第三阶段: 激活能量，燃烧脂肪

1. Den R. Therapeutic effects of guggul and its constituent guggulsterone: cardiovascular benefits. *Cardiovasc Drug Rev*. 2007 Winter; 25（4）: 375–90.

2. Shields KM, Moranville MP. Guggul for hypocholesterolemia. *Am J Health-Syst Ph*. 2005; 62（10）: 1012–4.

3. Ernst E, Pittler MH. Efficacy of ginger for nausea and vomiting: a systematic review of randomized clinical trials. *Brit J Anaesth*. 2000; 84（3）: 367–71.

4. Zick SM, Turgeon DK, Vareed SK, et al. Phase II study of the effects of ginger root extract on eicosanoids in colon mucosa in people at normal risk for colorectal cancer. *Cancer Prev Res（Phila）*. 2011; 4（11）: 1929–37.

5. Zick SM, Djuric Z, Ruffin MT, et al. Pharmacokinetics of 6- , 8- , 10-gingerols and 6-shagaol and conjugate metabolites in healthy human subjects. *Cancer Epidemiol Biomarkers Prev*. 2008 Aug; 17（8）: 1930–6.

6. Srinivasan M. Effect of curcumin on blood sugar as seen in a diabetic subject. *Indian J Med Sci*. 1972; 26（4）: 269–70.

7. Ramadan G, El-Menshawy O. Protective effects of ginger-turmeric rhizomes mixtures on joint inflammation, atherogenesis, kidney dysfunction and other complications in a rat model of human rheumatoid arthritis. *Int J Rheum Dis*. 2013 Apr; 16（2）: 219–29.

8. Srivastava KC, Bordia A, Verma SK. Curcumin, a major component of food spice turmeric（Curcuma longa）inhibits aggregation and alters eicosanoid

metabolism in human blood platelets. *Prostaglandins Leuk of Essent Fatty Acids*. 1995; 52（4）: 223–7.

9. Oetari S, Sudibyo M, Commandeur JNM, Samhoedi R, Vermeulen NPE. Effects of curcumin on cytochrome P450 and glutathione Stransferase activities in rat liver. *Biochem Pharmacol*. 1996; 51（1）: 39–45.

10. Bush JA, Cheung KJ Jr, Li G. Curcumin induces apoptosis in human melanoma cells through a Fas receptor/caspase-8 pathway independent of p53. *Exp Cell Res*. 2001 Dec 10; 271（2）: 305–14.

11. Su CC, Lin JG, Li TM, et al. Curcumin-induced apoptosis of human colon cancer colo 205 cells through the production of ROS, Ca2+ and the activation of caspase-3. *Anticancer Res*. 2006 Nov-Dec; 26（6B）: 4379–89.

12. Baum L, Ng A. Curcumin interaction with copper and iron suggests one possible mechanism of action in Alzheimer's disease animal models. *J Alzheimers Dis*. 2004 Aug; 6（4）: 367–77.

第四阶段: 用生物手段改变你的生活习惯

1. Shi S, Ansari T, McGuinness OP, Wasserman DH, Johnson CH. Circadian disruption leads to insulin resistance and obesity. *Curr Biol*. 2013; 23（5）: 372–81.

2. Kahleova H, Belinova L, Malinska H, et al. Eating two larger meals a day（breakfast and lunch）is more effective than six smaller meals in a reduced-energy regimen for patients with type 2 diabetes: a randomized crossover study. *Diabetologia*. 2015; 58（1）: 205.

3. Miglio C, Chiavaro E, Visconti A, Fogliano V, Pellegrin N. Effects of different cooking methods on nutritional and physiochemical characteristics of selected vegetables. *J Agr Food Chem*. 2008; 56（1）: 139–47.

4. Sudsuang R, Chentanez V, Velluvan K. Effect of Buddhist meditation on serum cortisol and total protein levels, blood pressure, pulse rate, lung volume, and

reaction time. *Physiol Behav.* 1991; 50 (3): 543–8.

5. Davidson RJ, Kabat-Zinn J, Schumacher J, et al. Alterations in brain and immune function produced by mindfulness meditation. *Psychosom Med.* 2003; 65 (4): 564–70.

6. Morone N, Greco C, Weiner D. Mindfulness meditation for the treatment of chronic low back pain in older adults: a randomized controlled pilot study. *Pain.* 2008; 134 (3): 310–9.

7. Shannahoff-Khalsa D. Complementary healthcare practices. Stress management for gastrointestinal disorders: the use of kundalini yoga meditation techniques. *Gastroenterol Nurs.* 2002 May-June; 25 (3): 126–9.

8. Gaylord SA, Palsson OS, Garland EL, et al. Mindfulness training reduces the severity of irritable bowel syndrome in women: results of a randomized controlled study. *Am J Gastroenterol.* 2011; 106: 1678–88.

9. Tang YY, Ma Y, Wang J, et al. Short-term meditation training improves attention and self-regulation. *P Natl Acad Sci USA.* 2007; 104 (43): 17152–6.

10. Kabat-Zinn J, Massion AO, Kristeller J, et al. Effectiveness of a meditation-based stress reduction program in the treatment of anxiety disorders. *Am J Psychiatry.* 1992 Jul; 149 (7): 936–43.

11. Zylowska L, Ackerman DL, Yang MH, et al. Mindfulness meditation training in adults and adolescents with ADHD: a feasibility study. *J Atten Disord.* 2008 May; 11 (6): 737–46.

12. Simpson TL, Kaysen D, Bowen S, et al. PTSD symptoms, substance use, and vipassana meditation among incarcerated individuals. *J Trauma Stress.* 2007; 20 (3): 239–49.

13. Taheri S, Lin L, Austin D, Young T, Mignot E. Short sleep duration is associated with reduced leptin, elevated ghrelin, and increased body mass index. *PLoS Medicine.* 2004; e62. Epub: http://www.ncbi.nlm.nih.gov/pubmed/15602591.

● 第八章：古识今用

1. Akhtar MS, Ramzan A, Ali A, Ahmad M. Effect of Amla fruit (*Emblica officinalis* Gaertn.) on blood glucose and lipid profile of normal subjects and type 2 diabetic patients. *Int J Food Sci Nutr.* 2001 Sep; 62 (6): 609–16.

2. Hishikawa N, Takahashi Y, Amakusa Y, et al. Effects of turmeric on Alzheimer's disease with behavioral and psychological symptoms of dementia. *AYU*: *International Quarterly Journal of Research in Ayurveda.* 2012; 33 (4): 499–504.

3. 一些统计数据显示，阿尔茨海默病在印度的死亡率要比在美国的低得多。可参考阿尔茨海默病 / 痴呆症每 100000 人的年龄标准化死亡率，数据来源为世界健康排行榜（ World Health Rankings ）: http: //www.worldlifeexpectancy.com/cause-of-death/alzheimers-dementia/by-country/。另一些研究显示，阿尔茨海默病在印度的发生率只比在美国、欧洲等西方地区的略低而已。例子可见 Mathuranath PS, George A, Ranijth N, et al. Incidence of Alzheimer's disease in India: a 10 years follow-up study. *Neurol India.* 2012; 60 (6): 625–30.

4. Brown RJ, DeBanate MA, Rother KI. Artificial sweeteners: a systematic review of metabolic effects in youth. *Int J Pediatr Obes.* 2010; 5 (4): 305–12.

5. Suez J, Korem T, Zeevi D, et al. Artificial sweeteners induce glucose intolerance by altering the gut microbiota. *Nature.* 2014; 514: 181–186.

6. Yang Q. Gain weight by "going diet?" Artificial sweeteners and the neurobiology of sugar cravings. *Yale J Biol Med.* 2010; 83 (2): 101–8.

7. Annapoorani A, Anilakumar KR, Khanum F, Murthy NA, Bawa AS. Studies on the physiochemical characteristics of heated honey, honey mixed with *ghee* and their food consumption pattern by rats. *AYU*: *International Quarterly Journal of Research in Ayurveda.* 2010; 31 (2): 141–6.

8. Meydani SN, Ha WK. Immunologic effects of yogurt. *Am J Clin Nutr.* 2000; 71 (4): 861–72. 另参见 Saavedra JM, Tschernia A. Human studies with probiotics and prebiotics: clinical implications. *Brit J Nutr.* 2002; 87 (2 Suppl): 241–6。

9. Jacques PF, Wang H. Yogurt and weight management. *Am J Clin Nutr*. 2014; 99（5 Suppl）: 1229–34.

10. Snowdon DA, Phillips RL, Fraser GE. Meat consumption and fatal ischemic heart disease. *Prev Med*. 1984; 13（5）: 490–500.

11. Micha R, Wallace SK, Mozaffarian D. Red and processed meat consumption and risk of incident coronary heart disease, stroke, and diabetes: a systematic review and meta-analysis. *Circulation*. 2010; 121（21）: 2271–83.

12. Pan A, Sun Q, Bernstein AM, Manson JE, Willett WC, Hu FB. Changes in red meat consumption and subsequent risk of type 2 diabetes mellitus: three cohorts of US men and women. *JAMA Intern Med*. 2013; 173（14）: 1328–35.

13. Craig WJ. Health effects of vegan diets. *Am J Clin Nutr*. 2009; 89（5）: 1627S–33S.

14. Key TJ, Fraser GE, Thorogood M, et al. Mortality in vegetarians and nonvegetarians: detailed findings from a collaborative analysis of 5 prospective studies. *Am J Clin Nutr*. 1999; 70（3）: 516–24.

15. Regional Office for Asia and the Pacific, *Guidelines for Humane Handling, Transport, and Slaughter of Livestock*, Chapter 2: "Effects of Stress and Injury on Meat and By-product Quality": http: //www.fao.org/docrep/003/x6909e/x6909e04.htm.

16. Korneliussen I. Is meat from stressed animals unhealthy? ScienceNordic http: //sciencenordic.com/meat-stressed-animals-unhealthy.

17. Daley CA, Abbott A, Doyle P, Nader GA, Larson S. A review of fatty acid profiles and antioxidant content in grass-fed and grain-fed beef. *Nutr J*. 2010 Mar 10; 9: 10.

18. Sharma H, Zhang X, Dwivedi C. The effect of *ghee*（clarified butter）on serum lipid levels and microsomal lipid peroxidation. *AYU: International Quarterly Journal of Research in Ayurveda*. 2010; 31（2）: 134–40.

- 第十章: 更多有益终身的阿育吠陀智慧

1. Li X, Kolltveit KM, Tronstad L, Olsen I. Systemic diseases caused by oral infection. *Clin Microbiol Rev.* 2000; 13 (4): 547–58.

2. Singh A, Purohit B. Tooth brushing, oil pulling, and tissue regeneration: a review of holistic approaches to oral health. *J Ayurveda Integr Med.* 2011; 2 (2): 64–8.

3. Pedrazzi V, Sato S, de Mattos G, Lara EH, Panzeri H. Tongue-cleaning methods: a comparative clinical trial employing a toothbrush and a tongue scraper. *J Periodontol.* 2004; 75 (7): 1009–12.

4. Andrade AM, Greene GW, Melanson KJ. Eating slowly led to decreases in energy intake within meals in healthy women. *J Am Diet Assoc.* 2008; 108 (7): 1186–91.

5. George DF, Bilek MM, McKenzie DR. Microwaves cause a significantly higher degree of unfolding than conventional thermal stress for protein solutions heated to the same maximum temperature. *Bioelectromagnetics.* 2008; 29 (4): 324–30.

6. Conboy LA, Edshteyn I, Garivaltis H. Ayurveda and panchakarma: measuring the effects of a holistic health intervention. *Scientific World Journal.* 2009; 9: 272–80.

7. Sharma HM, Nidich SI, Sands D, Smith DE. Improvement in cardiovascular risk factors through panchakarma purification procedures. *J Res Educ Indian Med.* 1993; 12 (4): 3–13.

8. Herron RE, Fagan JB. Lipophil-mediated reduction of toxicants in humans: an evaluation of an Ayurvedic detoxification procedure. *Altern Ther Health Med.* 2002 Sep-Oct; 8 (5): 40–51.

资源

想进一步了解我所做之事，想获取书中所有补充剂，以及淋巴按摩所用生丝手套等其他产品的购买渠道，可访问我的网站：www.drkulreetchaudhary.com。

书中推荐的所有补充剂也可以在玛赫西阿育吠陀公司（Maharishi Ayurveda，MAPI）的瓦皮卡品牌官网购买：www.myvpk.com/theprime。你当然可以选择其他品牌，但该品牌的补充剂配方是我协助研发的，因此也是我所使用和推荐的。

想找一位超觉冥想老师，可访问 www.tm.org。

想就近（限美国）找到一位阿育吠陀医师，可访问全美阿育吠陀医学会（National Ayurvedic Medical Association）：www.ayurvedanama.org。

想深入了解生物内生学，可访问 www.endobiogeny.com。

想深入了解功能医学，可访问 www.functionalmedicine.org。

想购买优质骨汤，可尝试 www.bonebroth.com。

致谢

我要感谢我的家人：感谢约书亚（Joshua）矢志不渝的爱；感谢桑迪普（Sandeep）帮我在生活中开辟了发挥创造力的空间；感谢劳拉（Laura）始终乐观地相信我有帮助他人的能力；感谢我们家的"纸杯蛋糕"哈利恩（Harleen）；感谢母亲把阿育吠陀医学和冥想带入了我的世界；还有萨亚（Sathya）和苏雅尼（Suryani），感谢她们为我们的生活带来了如此多的欢笑。

我还要感谢与我心有灵犀的撰写者伊芙（Eve），她准确捕捉到了我的内心想法。还有我的经纪人亚历克斯（Alex），感谢他激发了我写作本书的想法。感谢编辑希瑟（Heather）的出色工作，感谢企鹅兰登书屋为我组建的整个团队，他们热情而辛勤。是以上这些人给了我帮助他人的这一宝贵机会。

最后，我还要感谢我公司的首席执行官，也是我的挚友史蒂夫（Steve），是他提出，我们应该创办一家正直诚实且富有同情心，紧跟当下研究，并怀抱为人们疗愈生活这一真诚愿望的医疗保健公司。

食材翻译对照表

（按中译音序排列）

A

阿魏（兴渠）asafetida（hing）

B

八角 anise

白菜 bok choy

白脱牛奶 buttermilk

薄荷 mint

抱子甘蓝 sprout

碧古鱼 walleye

冰激凌 ice cream

菠菜 spinach

菠萝 pineapple

C

菜花 cauliflower

菜籽油 canola

糙米 brown rice

橙扁豆 orange lentils

赤小豆 adzuki beans

粗糖 jaggery

D

大麦 barley

大米布丁 rice pudding

大蒜 garlic

蛋 egg

蛋黄 egg yolk

蛋清 egg white

稻米 rice

得克斯玛提米 Texmati

低脂奶 low-fat milk

丁香 clove

豆腐 tofu

豆荚 beans

豆酵饼 tempeh

F

番茄 tomato

番茄酱 ketchup

番茄汁 tomato sauce

蜂蜜 honey

枫糖浆 maple syrup

G

柑橘 orange

橄榄 olive

橄榄油 olive oil

干豌豆瓣 split peas

羔羊肉 lamb

格兰诺拉麦片 granola

桂皮 cinnamon

H

海鲜 seafood

海盐 sea salt

海藻 seaweed

诃梨勒 haritaki

黑扁豆 black lentils

黑胡椒粉 black pepper

黑麦 rye

黑糖 sucanat

红扁豆 red lentils

红菜头 beet

红花籽油 safflower oil

红肉 red meat

红薯 sweet potato

胡萝卜 carrot

葫芦巴 fenugreek

葫芦巴籽 fenugreek seeds

花生 peanut

花生油 peanut oil

黄扁豆 yellow lentils

黄瓜 cucumber

黄色长南瓜 yellow squash

黄色去皮干绿豆瓣 yellow split mung beans

茴香 fennel

火鸡 turkey

J

姜黄 turmeric

浆果 berry

酱油 soy sauce

芥菜 mustard greens

芥菜籽 mustard seeds

芥末 mustard

芥籽油 mustard oil

精制白糖 processed white sugar

卷心菜 cabbage

K

卡姆小麦 kamut

葵花籽 sunflower seeds

葵花籽油 sunflower oil

L

拉西 lassi

辣番茄酱 salsa

辣根酱 horseradish

辣椒粉 cayenne pepper / chili pepper/
paprika

蓝纹奶酪 blue cheese

梨 pear

藜麦 quinoa

李子 plum

芦笋 asparagus

罗非鱼 tilapia

螺旋藻粉 spirulina powder

绿豆 mung beans

绿皮密生西葫芦 zucchini

M

蔓越莓 cranberry

芒果 mango

毛豆 edamame

梅干 prune

迷迭香 rosemary

木瓜 papaya

木薯 tapioca

N

奶油 cream

奶油芝士 cream cheese

南非醉茄（印度人参）ashwagandha
（Indian ginseng）

南瓜 pumpkin

南瓜籽 pumpkin seeds

鲶鱼 catfish

柠檬 lemon

柠檬汁 lemon juice

牛奶 milk

小米 millet

牛肉 beef

牛油果 avocado

农家干酪 cottage cheese

P

毗黎勒（毛诃子）bibhitaki（terminalia
belerica）

苹果 apple

苹果醋 apple cider

婆罗米（假马齿苋）brahmi（bacopa
monniera）

葡萄 grape

葡萄干 raisin

葡萄柚 grapefruit

普莱茶 Prime Tea

普莱骨汤 Prime Broth

普莱果蔬汁 Prime Juice

普莱咖喱粉 Prime Curry Powder

Q

茜草 manjistha

茜草粉 manjistha powder
荞麦 buckwheat
黄油 butter
茄子 eggplant
芹菜 celery
秋葵 okra
全天然绿豆汤 whole mung bean soup
全脂奶 whole milk

R

乳清干酪 ricotta

S

三果宝 triphala
沙拉 salad
山药 yam
生菜 lettuce
生姜 ginger
石榴 pomegranate
莳萝 dill
柿子 persimmon
水萝卜 radish
斯佩尔特小麦 spelt
四季豆 green beans
酸橙 lime
酸角 tamarind
酸奶 yogurt

酸奶油 sour cream
笋瓜 winter squash

T

苔麸 teff
泰国香米 jasmine
糖蜜 molasses
桃子 peach
甜菜 chard
甜瓜 melon
甜椒 pepper
土豆 potato

W

豌豆 peas
无花果 fig
芜菁 turnip

X

西兰花 broccoli
喜马拉雅岩盐 Himalayan salt
苋菜（籽）amaranth
香蕉 banana
香芹 parsley
香叶 bay leaves
小扁豆 lentils
小豆蔻 cardamom
小豆蔻豆荚 cardamom pod

小麦 wheat

杏 apricot

杏仁 almond

Y

亚麻籽 flax seeds

亚麻籽油 flax seeds oil

燕麦 oats

燕麦片 oatmeal

羊奶干酪 feta

洋车前子壳 psyllium husks

洋葱 onion

洋蓟 artichoke

椰丝 shredded coconut

椰枣 date

椰枣糖 date sugar

椰子 coconut

椰子干 dried coconut

椰子油 coconut oil

椰子棕榈糖 coconut palm sugar

椰子汁 coconut water

印度没药 guggul

印度奶豆腐 paneer

印度酥油（澄清黄油）ghee（clarified butter）

印度香米 basmati rice

樱桃 cherry

鹰嘴豆 chickpeas

油甘子（余甘子 / 印度醋栗）amalaki（amla/Indian gooseberry）

油甘果泡菜 amla berry pickle

羽衣甘蓝 kale

玉米 corn

玉米油 corn oil

芫荽 coriander

芸豆 kidney beans

Z

藏红花 saffron

蔗糖 cane sugar

芝麻油 sesame oil

芝士 cheese

猪肉 pork

孜然 cumin

紫甘蓝 purple cabbage

紫花苜蓿芽 alfalfa sprouts

鳟鱼 trout

图书在版编目（CIP）数据

优质调理：怎样将身体与心灵调整到最佳状态 /（美）库瑞
特·乔杜里著；石雨晴译 . -- 太原：山西人民出版社，2020.8
ISBN 978-7-203-11511-3

Ⅰ . ①优… Ⅱ . ①库… ②石… Ⅲ . ①保健—普及读物
Ⅳ . ① R161-49

中国版本图书馆 CIP 数据核字 （2020）第 120631 号

著作权合同登记号：图字04-2020-004

THE PRIME: Prepare and Repair Your Body for Spontaneous Weight Loss
Copyright © 2016 by Kulreet Chaudhary
All rights reserved.
This translation published by arrangement with Harmony Books,
an imprint of the Crown Publishing Group, a division of Penguin Random
House LLC

优质调理：怎样将身体与心灵调整到最佳状态

著　　者：（美）库瑞特·乔杜里
译　　者：石雨晴
责任编辑：贾　娟
复　　审：傅晓红
终　　审：秦继华
出 版 者：山西出版传媒集团·山西人民出版社
地　　址：太原市建设南路 21 号
邮　　编：030012
发行营销：010-62142290
　　　　　0351-4922220　4955996　4956039
　　　　　0351-4922127（传真）　4956038（邮购）
天猫官网：http://sxrmcbs.tmall.com　电话：0351-4922159
E-mail：sxskcb@163.com（发行部）
　　　　sxskcb@163.com（总编室）
网　　址：www.sxskcb
经 销 商：山西出版传媒集团·山西人民出版社
承 印 厂：北京玺诚印务有限公司
开　　本：889mm×1194mm　1/32
印　　张：10
字　　数：224 千字
版　　次：2020 年 8 月　第 1 版
印　　次：2020 年 8 月　第 1 次印刷
书　　号：ISBN 978-7-203-11511-3
定　　价：58.00 元

如有印装质量问题请与本社联系调换